MINISTÈRE DE L'INTÉRIEUR

CONSEIL SUPÉRIEUR D'HYGIÈNE PUBLIQUE DE FRANCE

Application de la loi du 15 février 1902, relative à la protection de la santé publique.

BUREAUX MUNICIPAUX D'HYGIÈNE

PROJET DE RÈGLEMENT D'ADMINISTRATION PUBLIQUE DÉTERMINANT LES CONDITIONS D'ORGANISATION ET DE FONCTIONNEMENT DE CES BUREAUX (ART. 19 ET 33 DE LA LOI).

MM. le Dr A.-J. MARTIN et Albert BLUZET *rapporteurs.*

1er RAPPORT : 30 janvier 1905.

I

L'article 19 de la loi du 15 février 1902 prescrit, dans son paragraphe 2, que « dans les villes de 20.000 habitants et au-dessus, et dans les communes d'au moins 2.000 habitants qui sont le siège d'un établissement thermal, il sera institué, sous le nom de bureau d'hygiène, un service municipal chargé, sous l'autorité du maire, de l'application des dispositions de la présente loi ». Et l'article 33 ajoute qu'un règlement d'administration publique déterminera « les conditions d'organisation et de fonctionnement des bureaux d'hygiène ».

C'est le texte de ce règlement d'administration publique que nous avons été chargés d'élaborer, pour le soumettre aux délibérations du Comité consultatif.

Il importe tout d'abord de marquer exactement la place qui revient aux bureaux d'hygiène dans l'organisation générale des services sanitaires, telle qu'elle résulte des dispositions nouvelles de la loi.

L'article 20 charge en principe l'autorité départementale de la constitution des organes de l'hygiène publique, et notamment des conseils départementaux d'hygiène et des commissions sanitaires de circonscriptions, auxquels il faut ajouter les services facultatifs de contrôle et d'inspection prévus au premier paragraphe de l'article 19.

Mais, d'autre part, l'article premier attribue nettement à l'autorité municipale le soin, et même l'obligation, d'ordonner les mesures de prophylaxie ou de salubrité dont l'ensemble constitue la police sanitaire communale. L'exécution des règlements sanitaires qui seront rendus en exécution de ces dispositions dépendra, dans la plupart des cas, des mesures d'ordre administratif qui seront prises pour l'assurer; c'est pourquoi le législateur a cru devoir formuler, en ce qui concerne certaines communes, des prescriptions obligatoires visant plus particulièrement l'application même des mesures sanitaires.

Tel est l'objet de l'institution des bureaux d'hygiène dans les villes de 20.000 habitants et au-dessus, et dans les communes d'au moins 2.000 habitants qui sont le siège d'un établissement thermal.

Les communes visées sont, d'une façon générale, celles où les intérêts de l'hygiène ont paru réclamer une protection particulière, soit qu'elles fussent plus exposées que d'autres à certaines causes d'insalubrité, en raison de l'élévation de leur population, soit qu'elles parussent devoir être tenues dans des conditions d'hygiène plus rigoureuses, en raison de l'existence d'un établissement thermal et de la présence à certaines époques de l'année d'un grand nombre d'étrangers ou de malades sur leur territoire.

Cette catégorisation a bien quelque chose d'arbitraire et l'on conçoit que les auteurs des premiers projets et propositions de loi, qui ont été successivement élaborés pour assurer en France la protection de la santé publique, aient tout d'abord pensé à doter toutes les communes de services administratifs dérivant du même principe, ayant mêmes obligations et ne différant que suivant l'importance des agglomérations. Mais on est finalement arrivé, en raison des difficultés d'application, à limiter ces services à certaines de ces agglomérations et aussi, il faut bien le dire, parce qu'on ne s'est pas encore résolu à admettre que la salubrité des campagnes et celle des villes ne sauraient être différentes, que la prophylaxie y doit subir les mêmes règles et qu'une solidarité commune les unit (1).

(1) Voir commentaire administratif et technique de la loi du 15 février 1902 par MM. le Dr A.-J. Martin et Albert Bluzet, *passim*.

Les villes de 20.000 habitants et au-dessus font l'objet de deux autres dispositions particulières de la loi que nous devons signaler dès maintenant : d'une part, elles doivent être pourvues d'un service de désinfection autonome (art. 7), et d'autre part, c'est dans ces villes que le permis de construire est obligatoire pour les maisons neuves destinées à l'habitation (art. 11).

Ces villes, qui sont au nombre de 124, sont les suivantes, d'après le recensement quinquennal de 1901 :

VILLES	HABITANTS	VILLES	HABITANTS
Paris	2.714.068	Besançon	55.362
Marseille	491.161	Versailles	54.982
Lyon	459.099	Troyes	53.146
Bordeaux	256.638	Clermont-Ferrand	52.933
Lille	210.696	Béziers	52.310
Toulouse	149.841	Saint-Quentin	50.278
Saint-Étienne	146.559	Boulogne-sur-mer	49.949
Nantes	132.990	Avignon	46.896
Le Havre	130.196	Bourges	46.551
Roubaix	124.365	Caen	44.794
Rouen	116.316	Lorient	44.640
Reims	108.385	Boulogne-sur-Seine	44.416
Nice	105.109	Cherbourg	42.938
Nancy	102.559	Poitiers	39.886
Toulon	102.118	Clichy	39.521
Amiens	90.758	Dunkerque	38.925
Brest	84.284	Angoulême	37.650
Limoges	84.121	Neuilly-sur-Seine	37.493
Angers	82.398	Rochefort	36.458
Nîmes	80.605	Perpignan	36.157
Tourcoing	79.243	Saint-Nazaire	35.813
Montpellier	75.950	Saint-Ouen	35.436
Rennes	74.676	Montluçon	35.062
Dijon	71.326	Roanne	34.901
Grenoble	68.615	Pau	34.268
Orléans	67.311	Douai	33.649
Tours	64.695	Cette	33.246
Le Mans	63.272	Belfort	32.567
Saint-Denis	60.808	Périgueux	31.976
Calais	59.743	Montreuil-sous-bois	31.773
Levallois-Perret	58.073	La Rochelle	31.559

VILLES	HABITANTS	VILLES	HABITANTS
Vincennes	31.405	Alais	24.940
Asnières	31.336	Vienne	24.619
Aubervilliers	31.215	Lens	24.370
Valenciennes	30.946	Puteaux	24.341
Carcassonne	30.720	Niort	23.897
Le Creusot	30.584	Blois	23.789
Montauban	30.506	Chartres	23.431
Cannes	30.420	Vannes	23.375
Laval	30.356	Lunéville	23.269
Pantin	29.716	Denain	23.204
Aix	29.418	Colombes	23.061
Armentières	29.401	Saint-Maur	23.035
Arles	29.314	Dieppe	22.839
Villeurbanne	29.220	Albi	22.571
Chalon-sur-Saône	29.058	Agen	22.482
Narbonne	28.852	Moulins	22.340
Montceau-les-mines	28.779	Saint-Brieuc	22.198
Ivry-sur-Seine	28.585	Chambéry	22.108
Épinal	28.080	Ajaccio	21.779
Nevers	27.673	Saint-Dié	21.481
Bayonne	27.601	Verdun	21.360
Castres	27.308	Fougères	20.952
Valence	26.946	Saint-Omer	20.867
Châlons-sur-Marne	26.737	Maubeuge	20.826
Cambrai	26.586	Châtellerault	20.801
Tarbes	26.055	Le Puy	20.570
Wattrelos	25.884	La Seyne-sur-mer	20.486
Arras	25.813	Épernay	20.478
Bastia	25.425	Abbeville	20.388
Courbevoie	25.330	Beauvais	20.300
Châteauroux	24.957	Chantenay-sur-Loire	20.163

Quant aux communes de plus de 2.000 âmes, pourvues d'un établissement thermal, leur détermination soulève en premier lieu la question de savoir ce qu'on doit entendre en l'espèce par *établissement thermal*. Nous estimons qu'il y a lieu de considérer comme tels soit les établissements hydrominéraux utilisant les applications externes d'eau minérale pour le traitement des maladies, soit les établissements balnéaires ou hydrothérapiques utilisant l'eau commune en applications externes concurremment avec l'eau minérale bue aux sources. En outre, l'importance des établissements de cette nature pouvant se réduire à fort peu de chose, il conviendrait de ne retenir, pour servir de base à la classification que nous avons en vue, que les seuls établissements possédant, par exemple, un chiffre minimum de baignoires qui pourrait être fixé à 10, ou recevant un nombre minimum de malades qui pourrait être fixé à 300.

En tablant sur ces données, et d'après les indications des chiffres fournis par la plus récente statistique des eaux minérales, dressée par le ministère des travaux publics, les communes comprises dans la catégorie visée seraient les suivantes, sauf erreur ou omission et sans compter Marseille, Besançon et Aix (Bouches-du-Rhône) qui sont, par leur population supérieure à 20.000 habitants, dans la catégorie précédente :

DÉPARTEMENTS	VILLES	HABITANTS	NOMBRE de BAIGNOIRES (1)	NOMBRE DE MALADES par an. (1)
ALLIER	Bourbon-l'Archambault	3.600	30	789
	Cusset	6.598	40	20.000
	Néris	2.821	83	4.758
	Vichy	14.254	375	70.000
BASSES-ALPES	Digne	7.238	10	800
ARDÈCHE	Vals-les-Bains	4.025	80	250
AVEYRON	Cransac	6.715	15	1.600
	Villefranche	9.730	11	900
CREUSE	Evaux	3.443	34	1.100
GARD	Sauve	2.160	25	350
HAUTE-GARONNE	Bagnères-de-Luchon	3.260	132	6.000
GERS	Cazaubon (Barbotan)	2.520	20	900
ISÈRE	Allevard	2.546	40	1.500
JURA	Lons-le-Saunier	12.935	24	550
	Salins	5.525	60	1.800
LANDES	Dax	10.329	112	4.000
LOT-ET-GARONNE	Casteljaloux	3.622	22	300
MARNE	Sermaise	2.553	28	450

DÉPARTEMENTS	VILLES	HABITANTS	NOMBRE de BAIGNOIRES (1)	NOMBRE DE MALADES par an. (1)
Haute-Marne	Bourbonne-les-Bains......	4.038	78	2.200
Nord............	Saint-Amand...........	13.705	150	125
Puy-de-Dôme	Mont-Dore	2.092	102	4.500
Basses-Pyrénées...	Cambo	2.118	24	360
	Laruns	2.061	24	400
	Salies-de-Béarn	5.994	80	3.000
Hautes-Pyrénées ..	Bagnères-de-Bigorre......	8.671	54	5.300
Pyrénées-orientales .	Prats-de Mollo (La Preste).	2.525	31	300
Haute-Saône......	Luxeuil................	5.254	71	1.889
Savoie	Aix-les-bains	8.120	132	17.000
	Bourg-Saint-Maurice (Bonneval)...............	2.827	16	30
Haute-Savoie.....	Évian-les-bains	3.105	68	11.000
	Saint-Gervais-les-bains	2.022	35	290
	Thonon-les-bains.........	6.268	18	625
Seine-et-Oise......	Enghien-les-bains	4.067	68	6.000
Tarn............	Lacaune...............	3.565	20	800
Var.............	Le Luc................	2.759	14	100
Vosges	Bains	2.415	33	675
	Bussang	2.508	8	2.200

(1) D'après la statistique de l'industrie minérale publiée par le ministère des travaux publics en 1899. (Tableau, par département, des sources minérales exploitées ou autorisées au 1er janvier 1899.)

Il y a lieu de remarquer que cette liste, qui comprend des stations thermales d'importance secondaire, ne comprend pas, en revanche, un certain nombre de villes d'eaux très fréquentées pendant la saison, mais qui, n'ayant en temps ordinaire qu'une population inférieure à 2.000 habitants, ne seront pas tenues d'organiser un bureau d'hygiène. Telles sont : La Bourboule (1.947 habitants), Plombières. Châtel-Guyon, Vittel (de 1.800 à 1.850 habitants), Amélie-les-bains, Saint-Honoré, Cauterets, Royat, Pougues (de 1.500 à

1.800 habitants), Contrexéville (930 habitants), La Malou (878 habitants), etc.

On peut aussi regretter que l'article 19 n'ait pas désigné, en même temps que les communes de plus de 2.000 habitants possédant un établissement thermal, les communes maritimes de même importance fréquentées comme plages de bains de mer ou comme stations hivernales : celles-ci laissent en général fort à désirer sous le rapport sanitaire, et les mêmes raisons qui ont fait imposer un bureau d'hygiène aux premières auraient dû en faire étendre l'obligation aux secondes.

Nous souhaitons que les municipalités de ces diverses communes prennent soin de réparer ces lacunes et de redresser ces anomalies de la loi, en attendant qu'elle soit modifiée ou complétée sur ce point.

Il est évident, en effet, que même les municipalités des communes qui ne sont pas soumises à l'obligation d'avoir un bureau d'hygiène pourront et devront, si elles comprennent l'intérêt bien entendu de leurs commettants, instituer un service municipal de cet ordre, pour assurer l'exécution de la loi du 15 février 1902. Dans ce cas nous estimons d'ailleurs que cette création devrait être considérée comme rendue nécessaire au sens de l'article 26 de la loi, de manière à assurer la participation des départements et de l'État aux dépenses de fonctionnement des bureaux d'hygiène créés dans ces conditions, comme des autres bureaux.

Dans les villes ou communes déterminées comme il est dit ci-dessus, « il sera institué », dit l'article 19, un bureau d'hygiène. Il résulte du rapprochement de cette disposition avec le paragraphe 1er de l'article 26 que l'institution de ce bureau est obligatoire, et que, si le conseil municipal n'allouait pas les fonds nécessaires à son fonctionnement, l'allocation devrait en être inscrite au budget, par décret du Président de la République pour les communes dont le revenu dépasserait 3 millions, ou par arrêté du préfet en conseil de préfecture pour les autres, dans les conditions déterminées par l'article 149 de la loi du 5 avril 1884.

Quant à l'organisation même et au fonctionnement du service, base indispensable de l'évaluation des crédits nécessaires, l'article 26 prévoit, dans son paragraphe 5, « qu'à défaut par les villes d'organiser les bureaux d'hygiène et d'en assurer le fonctionnement dans l'année qui suivra la mise à exécution de la présente loi, il y sera pourvu par des décrets en forme de règlements d'administration publique ». Cette forme légale d'organisation d'office est appliquée déjà par d'autres articles de la loi, soit à la constitution des conseils d'hygiène et commissions sanitaires (art. 20), soit à l'exécution d'office de travaux d'assainissement (art. 9), comme elle l'est aussi en vertu de l'article 103 de la loi du 5 avril 1884 à l'organisation du personnel de la police dans les villes de plus de 40.000 habitants.

Les « décrets en forme de règlements d'administration publique » qui interviennent dans ces différents cas sont des actes administratifs en quelque sorte individuels, qui se distinguent en cela profondément du « règlement d'administration publique » de principe dont l'élaboration nous a été confiée.

Ils impliquent nécessairement une réglementation détaillée du service. Le caractère local et spécial de leurs prescriptions peut se traduire de l'un à l'autre par une certaine diversité, que suffirait à justifier, en ce qui concerne les bureaux d'hygiène, l'écart du chiffre de la population entre les communes auxquelles ils peuvent être imposés, depuis les villes comptant plusieurs centaines de mille habitants jusqu'aux petites stations thermales de 2.000. On ne saurait évidemment appliquer des organismes identiques à des besoins aussi variables, et dont les différences peuvent être dominées par des questions de climat, de topographie, et surtout par des conditions économiques qui ne sauraient être raisonnablement négligées.

Le « règlement d'administration publique » prévu par l'article 33 doit, au contraire, formuler des règles applicables à toutes les communes visées indistinctement, à toutes les situations et à tous les besoins.

Il est tenu de déterminer les principes appelés à servir de base, aussi bien — le cas échéant — aux mesures exceptionnelles de contrainte que nous venons d'envisager, qu'à l'organisation normale des services que les municipalités tiendront à honneur de constituer sans retard conformément à la loi, dès qu'elles seront en possession des instructions officielles qu'elles attendent.

En outre, nous ne devons pas perdre de vue que ces dispositions seront rigoureusement obligatoires dans la sphère de leur application, et non pas seulement proposées à l'appréciation des administrations communales, comme le seraient celles d'un règlement modèle.

On en conclura aisément que ce règlement ne peut énoncer qu'un minimum de prescriptions essentielles, de principe en quelque sorte et dont le respect doit nécessairement s'imposer dans tous les cas d'une façon absolue. Il ne peut viser qu'à constituer, pour ainsi dire, le squelette ou l'armature des organismes plus ou moins complexes et variés envisagés par la loi.

On peut se demander pourtant si le Comité consultatif d'hygiène publique de France remplirait complètement sa tâche à l'égard des villes auxquelles incombe l'obligation des bureaux d'hygiène, en limitant son intervention à la rédaction de cette sorte de programme minimum.

L'application complète de la nouvelle loi sanitaire dans les villes les plus peuplées présente un intérêt sur lequel vos rapporteurs n'ont pas besoin d'insister. Non seulement ces villes représentent par elles-mêmes une portion considérable de la population de notre pays, mais elles sont naturellement appelées à servir de centre et d'exemple aux autres communes dans la mise en œuvre de toutes les mesures protectrices de la santé publique. Pour leur faciliter cette mise en œuvre, il semble nécessaire de les renseigner, non pas sommairement, mais aussi complètement que possible, sur toutes les pratiques administratives, modes d'information ou d'exécution et procédés de contrôle, dont l'expérience locale aurait déjà pu révéler la valeur ou que la réflexion permettrait de juger spécialement efficaces.

A cet égard — et pour reprendre l'idée que nous indiquions plus haut sommairement — on ne peut nier qu'il serait fort utile de doubler le règlement d'administration, nécessairement laconique, prévu par l'article 33, par un règlement modèle aussi complet et aussi précis que possible, où les municipalités trouveraient toutes les indications de détail qui leur seraient utiles, et où elles pourraient puiser, suivant les besoins locaux, l'idée ou la formule même de toutes les mesures particulièrement appropriées à leurs besoins.

Nous ne croyons pas cependant devoir soumettre au Comité consultatif, en même temps que le projet de règlement d'administration publique dont nous avons été chargés, un texte de règlement modèle pour le fonctionnement des bureaux d'hygiène : d'une part, en effet, nous n'en avons pas reçu le mandat, et, d'autre part, cette façon de procéder pourrait occasionner quelque confusion.

Mais nous pensons atteindre d'une façon indirecte le but envisagé.

A cet effet, nous nous proposons de présenter, dans la seconde partie de ce rapport, en nous inspirant notamment de ce qui a été fait dans un certain nombre de villes, depuis vingt-cinq ans, un tableau méthodique et détaillé de ce que pourrait être, avec ses différents rouages, ses attributions multiples et ses modalités variables suivant l'importance de la localité, un bureau d'hygiène complet. Si le Comité croit devoir donner son approbation à notre rapport, les municipalités pourront y trouver ainsi la plupart des renseignements présentant pour elles quelque utilité à cet égard.

Nous rechercherons ensuite quels pourraient être dans cette organisation d'ensemble les éléments ou les principes qu'il conviendrait de considérer comme absolument essentiels et qui devraient être retenus à ce titre pour faire l'objet du règlement d'administration publique prévu par la loi.

Qu'il nous soit également permis de rappeler que ces règlements et ces indications sont dès à présent complétés par les prescriptions recommandées dans les règlements sanitaires modèles déjà élaborés par le Comité, le premier pour les villes, bourgs et agglomérations, le second pour les communes ou parties de communes exclusivement rurales.

II

Ainsi que nous le disions plus haut, l'institution des bureaux d'hygiène n'est pas nouvelle en notre pays : un certain nombre de grandes villes en sont déjà pourvues depuis plus ou moins longtemps.

Les premiers bureaux d'hygiène constitués en France furent ceux de Nancy et du Havre qui s'organisèrent en février et mars 1879 sur le modèle de ceux de Bruxelles et de Turin. Puis, Reims en 1882, Rouen en 1883, Saint-Étienne et Amiens en 1884, Pau en 1885, Nice en 1886, Toulouse et Grenoble en 1889, Besançon, Lyon et Bordeaux en 1890, Clermont-Ferrand en 1892, Marseille et Montpellier en 1893, Nantes et Perpignan en 1894, Boulogne-sur-mer en 1895, Lille en 1896, Dijon en 1901, etc., instituèrent à leur tour des organisations analogues. De son côté la ville de Paris créait dès 1892 un service de désinfection, de vaccination à domicile, de transport des contagieux, de prophylaxie scolaire et d'assainissement de l'habitation qui avait pour mission d'exercer en fait la plupart des attributions d'un véritable bureau d'hygiène.

En résumé, à l'heure actuelle, une vingtaine de villes possèdent des bureaux d'hygiène plus ou moins complets. Quelques-uns d'entre eux ont déjà fait l'objet de rapports présentés au Comité consultatif, l'un en 1886 par M. le Dr du Mesnil (1), l'autre en 1890 par l'un de nous (2).

Ces rapports renfermaient de nombreux renseignements et documents réglementaires qui, dans leur ensemble, présentent encore aujourd'hui un réel intérêt.

Nous avons pensé cependant qu'il y aurait utilité pour le Comité consultatif à pouvoir étudier l'importante question qui lui est soumise sur des documents plus récents ; dans ce but nous nous sommes adressés à tous les directeurs de bureaux existants, pour leur demander de nous renseigner aussi complètement que possible sur l'organisation et le fonctionnement actuels des services qui leur sont confiés. Nous avons reçu, en réponse à toutes nos demandes, des communications qui seront largement utilisées dans la suite de ce rapport, et pour lesquelles nous exprimons à MM. les directeurs de bureaux d'hygiène toute la gratitude du Comité, d'autant que la plupart ont eu à exercer leurs fonctions dans des conditions souvent difficiles. C'est à leur dévouement, à leur exemple et à leur influence sur l'éducation sanitaire du pays qu'est due pour beaucoup la réforme de notre législation protectrice de la santé publique.

Une des premières constatations que permet de faire l'étude de la question des bureaux d'hygiène, c'est en effet que, d'une façon générale et sauf de très rares exceptions, partout où ils ont été institués, ils ont donné une impulsion remarquable à la réalisation des mesures d'hygiène publique et ont efficacement contribué à l'amélioration de la situation sanitaire des villes.

---

(1) *Recueil des travaux du Comité consultatif d'hygiène*, tome XVI, p. 182.
(2) *Idem* tome XX, p. 191.

A cet égard, les statistiques du mouvement de la population fournissent d'intéressants arguments et constituent des preuves qu'on ne saurait négliger. En présence d'une organisation de bureau d'hygiène sérieuse, le chiffre de la mortalité par maladies contagieuses entre en régression et la mortalité générale diminue proportionnellement.

Ce fait peut être mis en lumière par un tableau statistique des plus simples, présentant d'une part le pourcentage de la mortalité par rapport à la population au moment de la fondation du bureau, et d'autre part son pourcentage actuel; si l'on en rapproche le chiffre de la population, on peut aisément calculer quel aurait dû être le chiffre global de la mortalité avec le pourcentage ancien, et, en soustrayant du produit ainsi obtenu la mortalité réelle actuelle, on obtient un chiffre qui permet d'augurer du nombre des vies humaines économisées tous les ans par l'effet des mesures d'hygiène prises sous l'inspiration directe ou indirecte du bureau.

Il importe également d'observer que, dans l'état actuel, ces services n'existent que dans les villes de population nombreuse où, toutes choses égales d'ailleurs, les causes de mortalité, autres que celles sur lesquelles un bureau d'hygiène peut exercer une action distincte ou indistincte, n'ont pu que subir des modifications insensibles.

Nous avons fait le calcul décrit ci-dessus pour toutes les villes dotées d'un bureau d'hygiène digne de ce nom ou d'institutions sanitaires équivalentes, et nous en avons réuni les éléments et les résultats dans le tableau ci-après (pages 14-15).

Ainsi, dans toutes les villes dotées d'un bureau d'hygiène, sauf une, l'amélioration de l'état sanitaire s'est traduite par une diminution de la mortalité qui se chiffre au total, pour 19 villes, par un gain annuel de 23.522 vies humaines, chose très désirable. A Lille, malgré les efforts soutenus du bureau d'hygiène, au fonctionnement duquel nous ne pouvons que rendre hommage, la situation paraît, au contraire, s'être sensiblement aggravée. Ce n'est pas le moment pour nous de rechercher les causes diverses de ce fâcheux état de choses; son caractère exceptionnel ne fait que mettre plus sensiblement en valeur les excellents résultats obtenus partout ailleurs, d'une façon unanime, par l'application des mesures sanitaires. Nous ne nous dissimulons pas, d'ailleurs, que des résultats satisfaisants ont été également obtenus, au point de vue de la diminution de la mortalité, par d'autres villes non pourvues de bureaux d'hygiène, ces résultats étant liés plus directement, comme nous l'indiquons ci-dessus, à la réalisation même des mesures d'assainissement qu'à l'existence du service chargé de les provoquer. Mais cette observation n'affaiblit aucunement, croyons-nous, la conclusion qui se dégage du tableau que nous avons dressé.

Le titre de bureau d'hygiène n'est en effet qu'un mot, et ce mot n'a évidemment de valeur que par ce qu'il renferme. Pour en développer le contenu, nous envisagerons, suivant les termes même de l'article 33 : d'abord *l'organisation* des bureaux d'hygiène, ensuite *leur fonctionnement*, et plus particulièrement *leurs attributions*.

La plupart des bureaux existants ont donné lieu à des arrêtés réglementaires des maires déterminant, d'une part, leur organisation soit au point de vue du personnel, soit au point de vue du matériel, et, d'autre part, l'étendue de leurs attributions. C'est par l'examen rapide des dispositions déjà admises et consacrées à cet égard que doit être commencé cet exposé.

Organisation. — *Personnel.* — L'organisation des bureaux d'hygiène *au point de vue du personnel* implique les plus grandes variétés d'une ville à l'autre, d'autant plus que la loi sur l'assistance médicale n'était pas encore votée au moment de l'institution des premiers d'entre eux, et que le service des soins médicaux aux malades indigents fut généralement confondu pour cette cause avec celui de l'hygiène proprement dite. Nous en donnerons quelques exemples.

Le bureau du Havre est constitué par :

Un directeur médecin ; 6 médecins (3 titulaires et 3 adjoints) ; un bureau administratif ; un laboratoire de chimie et de bactériologie ; 6 inspecteurs de salubrité pris parmi les brigadiers et sous-brigadiers de la police municipale ; une commission consultative présidée par le maire et composée de 11 membres (7 nommés par le conseil municipal et 4 au scrutin par le corps médical).

Le bureau de Nancy comprend (art. 2 du règlement du 16 janvier 1902) :

Un directeur ; 8 docteurs en médecine chargés d'assurer, à raison d'un par

NOMS DES VILLES I	DATE de la fondation du BUREAU D'HYGIÈNE II	POPULATION à la date DE LA FONDATION III	MORTALITÉ à la date de la fondation. CHIFFRE ABSOLU IV	PROPORTION p. 1.000 habitants. V
Amiens (1)........	1884	79.307	2.164	27,2
Besançon.........	1890	56.303	1 458	25.8
Bordeaux..........	1890	237.073	5.620	23,7
Boulogne-sur-mer..	1895	45.185	1.065	23.5
Grenoble.........	1889	51.017	1.243	24.3
Le Havre (2)......	1879	92.068	3.275	31.5
Lille.............	1896	215.550	4.853	22.5
Lyon.............	1890	400.410	9.832	24.5
Marseille..........	1893	406.919	12.154	29.8
Montpellier.......	1893	69.834	2.181	31,2
Nancy............	1879	66.338	1.886	26.4
Nantes...........	1894	122.576	2 976	24.2
Nice..............	1886	73.889	2.214	29.9
Paris.............	1892	2.424.705	54. 36	22.4
Pau (3)...........	1885	30.162	674	22.3
Perpignan.........	1894	33.878	760	22.4
Reims............	1882	93.823	2.530	26.9
Saint-Étienne......	1884	123.813	2.905	23,5
Toulouse..........	1889	144.712	3.275	22,6
TOTAUX.......	»	»	»	»

(1) Les renseignements statistiques des colonnes III, IV et V sont ceux de l'année 1886.
(2) — id. — 1880.
(3) — id. — 1886.

(4) Pour obtenir ce chiffre, on multiplie celui de la population actuelle par le pourcentage de la mortalité à la date de la fondation du bureau, puis on retranche du produit ainsi obtenu le chiffre absolu de la mortalité en 1902. La différence représente le nombre de vies humaines qui peuvent

POPULATION en 1902. VI	MORTALITÉ en 1902. CHIFFRE ABSOLU VII	PROPORTION p. 1.000 habitants. VIII	BÉNÉFICE ANNUEL de VIES HUMAINES (4) IX	OBSERVATIONS X
90.758	1.893	20,8	575	
55.362	1.182	21,3	246	
256.638	5.218	20,3	864	
49.249	955	19,1	202	
68.615	1.194	17,4	473	
130.196	3.355	25,8	746	
210.696	5.437	25,8	»	Accroissement de décès: 697.
459.099	9.329	20,3	1.919	
491.161	11.077	22,5	3.559	
75.950	1.884	24,8	485	
102.550	2.250	21,9	457	
132.990	2.739	20,6	479	
105.109	2.501	23,8	641	
2.714.068	49.070	18,1	11.725	Services de désinfection et d'assainissement de l'habitation.
34.268	700	20.4	64	
36.157	791	21,9	10	
108.385	2.282	21,0	633	
146.559	3.170	21,6	427	
149.841	3.378	22,5	8	
»	»	»	23.522	

être considérées comme ayant été préservées pendant l'année 1902 par l'application des mesures d'hygiène.

Certains bureaux d'hygiène ont fait un calcul analogue, avec les résultats duquel nos chiffres ne concordent pas exactement : l'explication de ces défauts de concordance, qui ne portent que sur l'élévation des résultats et non sur leur signification, tient à ce que nous nous en sommes tenus rigoureusement aux chiffres globaux de la statistique annuelle des villes de France.

circonscription, le service médical municipal ; un inspecteur des denrées alimentaires ; un secrétaire chargé, outre le service du bureau, de la surveillance des désinfections et des enquêtes relatives à l'hygiène et à la salubrité ; un commis ; un désinfecteur ; un mécanicien.

Le bureau d'Amiens est composé de : un directeur médecin, 8 médecins titulaires, 2 médecins suppléants ; un inspecteur général des viandes et denrées alimentaires ; un inspecteur adjoint ; un expéditionnaire. Celui de Boulogne-sur-mer : d'un médecin directeur, d'un médecin directeur du laboratoire, d'un médecin du dispensaire, d'un médecin vétérinaire adjoint, etc. Celui de Saint-Étienne : d'un médecin directeur, d'un inspecteur sanitaire, de 3 employés de bureau et d'un désinfecteur. Celui de Perpignan : d'un directeur et d'un commis aux écritures, auxquels sont adjoints 2 agents détachés du service des travaux publics pour la désinfection, et 2 agents détachés de la police municipale comme inspecteurs d'hygiène.

En somme, un bureau d'hygiène implique nécessairement un chef du service, qui doit toujours être un médecin ; puis des médecins, bactériologistes, chimistes, ingénieurs, architectes, vétérinaires, etc., attachés au service avec des affectations correspondant à leurs compétences ; enfin des employés de bureau et des agents pour l'exécution des mesures prescrites.

Une *assemblée technique consultative* est parfois adjointe à cette organisation. Le règlement du bureau de Perpignan contient à cet égard les dispositions suivantes :

Art. 8. — Le bureau municipal d'hygiène sera assisté d'un comité consultatif présidé par le maire....

Art. 10. — Le comité consultatif aura pour mission d'examiner toutes les questions, de prendre connaissance de tous rapports et réclamations relevant du bureau d'hygiène, de surveiller les statistiques concernant la santé publique et les mouvements de la population, de donner son avis sur les mesures de salubrité ou de prophylaxie reconnues nécessaires et sur tout projet quelconque où l'hygiène municipale serait intéressée.

A Boulogne-sur-mer, un comité consultatif peut être appelé à donner son avis sur toutes les affaires de la compétence du bureau :

Il est ainsi composé : le maire de Boulogne, *président* ; le directeur du bureau d'hygiène, *vice-président* ; les médecins attachés aux établissements de bienfaisance désignés par le maire; le directeur du laboratoire bactériologique; le directeur du laboratoire départemental de chimie; l'ingénieur de la ville; toutes autres personnes, à la désignation du maire, que leurs connaissances spéciales ou leurs aptitudes mettraient à même de rendre des services à l'institution.

Au point de vue de *l'installation matérielle* le règlement de la ville de Reims en date du 1er avril 1882 statuait dans les termes suivants :

Art. 2. — Le bureau sera installé dans une des salles de l'hôtel de ville.

En dehors du mobilier ordinaire, il comprendra :

1° Un grand plan de la ville, avec l'indication du réseau des égouts, des regards, des conduites d'eau et de gaz, des rues pavées, macadamisées ou non, mises en état de viabilité.

L'écoulement des eaux, soit à l'égout, soit dans des puisards, soit seulement dans le sol, sera indiqué, ainsi que l'emplacement des écoles, des hôpitaux et hospices, des grands ateliers, des établissements insalubres classés ou non classés ;

2° Un microscope ;

3° Une boîte à réactifs comprenant tous les objets nécessaires aux analyses qui peuvent être faites rapidement (balance, pèse-lait, densimètre, etc.) ;

4° Une bibliothèque, absolument réservée au chef du bureau, comprenant les dictionnaires spéciaux, les traités usuels d'hygiène, le recueil des lois, règlements et arrêtés concernant l'hygiène publique, les établissements insalubres, les informations de commodo et incommodo, et, par échange, les publications des autres bureaux d'hygiène de France et de l'étranger.

Le bureau de Reims possède en outre : une étuve locomobile à vapeur sous pression (Geneste Herscher) ; 2 pulvérisateurs Geneste Herscher ; 2 volatilisateurs Guasco pour aldéhyde formique ; une voiture attelée à transports de malades contagieux ; une voiture attelée pour transport de literies, etc. ; une voiture à bras pour transport de literies ; une voiture à bras pour transport d'appareils ; un assortiment de bassines pour désinfections sulfureuses ; un assortiment de lampes pour évaporation d'aldéhyde formique.

Fonctionnement. — *Objet et attributions des bureaux d'hygiène.* — En ce qui concerne *l'objet et les attributions des bureaux d'hygiène*, les arrêtés réglementaires intervenus à l'égard de ceux déjà existants fournissent de précieuses indications.

On ne pourrait notamment mieux exposer l'utilité de ce genre d'institutions que ne le faisait le préambule d'un arrêté pris, à l'instigation de M. le Dr Gibert, par M. Jules Siegfried, alors maire de la ville du Havre, arrêté en date du 18 mars 1879. « Considérant, y est-il dit, que la santé est la base sur laquelle repose avant tout le bonheur du peuple ; qu'elle est la première richesse d'une ville comme d'un pays, puisqu'elle a pour conséquence d'augmenter la puissance de production et de diminuer les charges; considérant qu'il est du devoir de l'administration municipale de prendre toutes les mesures propres à rechercher les causes des maladies contagieuses, afin d'y porter remède et d'en prévenir le retour; considérant que l'établissement au Havre d'un bureau municipal d'hygiène ayant pour objet de connaître tout ce qui intéresse la salubrité est d'une utilité incontestable au point de vue de la santé publique; le maire de la ville du Havre arrête: ARTICLE PREMIER. — Il sera créé au Havre, à l'hôtel de ville, aussitôt après la publication du présent arrêté, un bureau municipal d'hygiène. »

L'ordre de service et les attributions dudit bureau furent déterminés par un second arrêté en date du 24 juin 1879, qui ne renfermait pas moins de 63 articles et dont les dispositions peuvent encore aujourd'hui être prises pour modèles sur un grand nombre de points. Les premiers articles en résumaient assez fidèlement l'objet général; nous ne pouvons mieux faire que de les citer, pour indiquer l'étendue de la tâche qu'ils conféraient à la nouvelle institution. Ces articles étaient ainsi conçus:

ART. 2. — Le bureau d'hygiène centralise et met en ordre tous les documents relatifs aux naissances, aux mariages et aux décès, intéressants au point de vue de la santé publique et de la démographie, et en déduit les statistiques hebdomadaires, mensuelles et annuelles.

ART. 3. — Le bureau d'hygiène recueille, en outre, tous les renseignements fournis par les médecins de la ville et des hôpitaux et par les médecins de l'état civil, sur les cas de maladie revêtant un caractère infectieux ou contagieux, et constituant une menace pour la santé publique.

ART. 4. — Les informations indiquées à l'article précédent sont transmises à l'autorité municipale et soumises, dans les cas d'épidémie, à la commission consultative. Le directeur du bureau d'hygiène propose à l'administration les mesures qu'il juge nécessaires pour circonscrire et éteindre le foyer épidémique. L'exécution de ces mesures est constatée et surveillée par les médecins du bureau d'hygiène et au besoin par le directeur.

ART. 5. — Les médecins attachés au bureau d'hygiène sont chargés dans leurs circonscriptions respectives:

1° de la constatation des naissances et décès;

2° de l'inspection hygiénique et médicale des écoles municipales;

3° des vaccinations qui seront pratiquées à jour fixe dans une des salles de l'hôtel de ville;

4° de signaler les cas de maladies épidémiques ou transmissibles qui viendraient à leur connaissance et de surveiller les mesures de salubrité proposées par eux et acceptées, ou celles prescrites par l'autorité municipale sur l'avis de la commission consultative;

5° de renseigner l'administration sur les habitations, lieux et voies, situés dans leur ressort, qui leur sembleraient présenter de mauvaises conditions de salubrité; de rechercher et d'indiquer les causes de nature à nuire à la santé publique.

A Nancy, les attributions du bureau d'hygiène sont les suivantes, ainsi qu'il résulte des dispositions d'un arrêté du 16 janvier 1902 :

Constatation des naissances et des décès; hygiène scolaire; vaccine gratuite; inscription gratuite des nourrices; service médical du théâtre; dispensaire de salubrité; service médical administratif; assainissement des habitations et désinfections; inspection des halles et marchés; viandes foraines; denrées alimentaires.

A Reims, elles comprennent :

1° La prophylaxie des maladies contagieuses : vaccinations et revaccinations; enquêtes sur chaque cas de maladie contagieuse signalée; désinfection après guérison ou après décès.

2° La salubrité générale : constatation des décès; inspection médicale des écoles communales; examen sur place des plaintes déposées par le public, et application, suivant le cas, des règlements sur la salubrité; inspection des fosses d'aisances; enquêtes de commodo et incommodo sur les établissements classés; surveillance et inspection desdits établissements.

3° La protection des enfants du premier âge : réception des déclarations de placement et établissement des carnets de nourrices; envoi des avis de placement, de retrait ou de décès à la préfecture.

4° La police sanitaire des animaux : réception des déclarations et correspondance avec la préfecture; enquêtes sur les causes de contagion; désinfections.

5° Statistique : mariages et divorces, naissances, décès, maladies contagieuses; établissement d'un bulletin hebdomadaire et mensuel; mouvement de la population; statistiques diverses demandées par les ministères du commerce, de l'industrie et de l'agriculture; casier sanitaire par maisons.

Le bureau de Perpignan a pour attributions principales :

Constatation quotidienne de l'état sanitaire de la ville; rédaction des rapports et statistiques y relatifs; statistiques diverses; échange de documents avec les autres villes de France et de l'étranger; bulletin municipal; mouvement de la population.

Étude des questions relatives à l'assainissement de la voirie et des habitations; recherche de toutes les causes qui sont de nature à nuire à la santé publique; informations, rapports et propositions à ce sujet; rédaction des circulaires et opuscules hygiéniques destinés au public;

Surveillance des établissements insalubres, enquêtes y relatives;

Surveillance du balayage public;

Mesures de désinfection et de salubrité prescrites par l'autorité municipale;

Propositions pour fixer les époques de vaccinations et revaccinations gratuites ;

Dépouillement des rapports divers transmis par les médecins municipaux sur leurs services et particulièrement sur l'inspection hygiénique et médicale des écoles ;

Analyse chimique et bactériologique des eaux ;

Inscription des nourrices ;

Analyse des substances alimentaires ;

Inspection des marchés et viandes foraines.

Enfin, le bureau de Besançon est chargé notamment des attributions suivantes :

a) Constatation quotidienne de l'état sanitaire de la ville ;

b) Préparation, collation et échange de tous documents sanitaires, statistiques et autres ;

c) Consultations, dans les cas urgents et de minime importance, sur les questions d'assainissement de la voirie et des habitations ;

d) Recherches de toutes les causes nuisibles à la santé publique ; informations, rapports et propositions relatives ;

e) Exécution et surveillance des mesures de salubrité prescrites par l'autorité municipale ;

f) Étude, proposition et surveillance des mesures propres à combattre les maladies épidémiques ou transmissibles, les épizooties ;

g) Surveillance de l'alimentation publique ;

h) Inspection de l'état hygiénique des établissements communaux ;

i) Consultations relatives à la création et à la police des établissements dangereux, insalubres ou incommodes, en vue d'éclairer les avis à émettre par la municipalité sur les questions de cette nature ;

j) Enquête préalable sur l'état des habitations dénoncées à la commission des logements insalubres.

On voit par là combien le rôle de ces organismes nouveaux était déjà étendu, antérieurement à la nouvelle loi sanitaire, dans les villes dotées d'un bureau sérieusement organisé.

Il se complétait dans un certain nombre de villes par la distribution d'instructions hygiéniques et prophylactiques dont la diffusion dans le public ne peut manquer d'amener les meilleurs résultats pour la santé générale.

Tels sont, par exemple, les quelques imprimés ou brochures ci-dessous :

Conseils aux mères de familles pour les soins à donner aux enfants en bas âge pendant les mois de chaleur et instruction sur le mode de conservation du lait (bureau du Havre).

Hygiène des enfants du premier âge (id).

Variole et vaccine (id).

Avis aux mères qui ne veulent pas que leurs enfants deviennent aveugles (id).

Instruction sur le chauffage des habitations (id).

Instruction sur les soins à donner aux personnes mordues par des animaux atteints ou suspects de rage.

Instruction pour la désinfection dans les cas de maladies épidémiques ou transmissibles (id).

Instruction pour rappeler à la vie les noyés en état de mort apparente (id).

Instruction sur les conditions essentielles pour se bien porter (id).

Désinfection dans les maladies épidémiques et transmissibles (Saint-Étienne).

Instruction contre la diphtérie (id).

Hygiène des enfants du premier âge (id).

Inspection médicale des écoles et des crèches communales (id).

La pratique de l'isolement et de la désinfection (Besançon).

La pratique de la désinfection (à l'usage des désinfecteurs) (id).

Les premiers secours à donner aux noyés (id).

Mesures de salubrité propres à combattre l'extension des affections épidémiques (id).

Isolement et désinfection dans les cas de fièvre typhoïde (id).

Note sur les puits (Nantes).

Aux insouciants qui s'alcoolisent sans le savoir (id).

Tuberculose (id).

Alcool et boissons alcooliques (id).

Progrès a réaliser et modifications a apporter dans l'organisation et le fonctionnement antérieurs des bureaux d'hygiène en exécution de la loi du 15 février 1902. — Toutefois, de grands progrès restent encore à accomplir dans l'organisation et le fonctionnement des bureaux d'hygiène.

Déjà, dans son rapport de 1886, M. le Dr du Mesnil exprimait l'avis que, pour faire produire à ces institutions tout ce qu'elles pouvaient donner, il y avait lieu de diriger le zèle des municipalités, en appelant particulièrement leur attention sur certaines questions qui paraissaient devoir solliciter spécialement l'étude des bureaux municipaux d'hygiène.

La loi nouvelle vient très heureusement en fournir l'occasion, puisqu'elle formule : d'une part, l'obligation d'instituer un bureau d'hygiène dans un certain nombre de communes déterminées ; d'autre part, un ensemble de prescriptions qui doivent évidemment se répercuter sur les attributions des bureaux d'hygiène et étendre leur sphère d'activité en même temps que leurs moyens d'action.

C'est, en effet, expressément pour être « chargés, sous l'autorité du maire, de l'application des dispositions de la présente loi », que doivent être institués aux termes de l'article 19, dans les communes qu'il désigne, les services municipaux dénommés bureaux d'hygiène. Il n'en résulte nullement, à coup sûr, que ces bureaux doivent à l'avenir se désintéresser de l'application des autres textes législatifs relatifs à l'hygiène et qui n'ont pas été abrogés ; mais l'exécution de la loi sur la santé publique doit passer désormais au premier plan de leurs préoccupations, d'où il suit que la modification survenue dans la législation doit nécessairement entraîner des modifications correspondantes dans la liste, dans le classement logique et dans l'importance relative de leurs attributions.

Si l'on voulait, dans ces conditions, dresser à grands traits le programme d'un bureau d'hygiène sous le régime de la loi du 15 février 1902, on devrait distinguer, tout d'abord, parmi les attributions qui doivent lui incomber, celles qui résulteraient directement de ce nouveau texte, et celles qui se rattacheraient à d'autres dispositions légales ou réglementaires.

Pour les attributions résultant de la loi nouvelle, l'arrêté portant règlement sanitaire (art. 1er) fournira déjà les indications les plus précieuses, car le premier devoir du bureau d'hygiène sera évidemment d'en surveiller l'exécution ainsi que d'en provoquer, le cas échéant, l'extension ou la modification suivant les besoins; de même, il aura spécialement la charge d'assurer l'application de ceux des articles de la loi qui formulent des prescriptions directement obligatoires soit à l'égard des individus (art. 5 et 7), soit à l'égard des immeubles (art. 11 à 18); et enfin il devra particulièrement veiller à l'amélioration de la salubrité générale et à l'assainissement de la localité elle-même, dans les conditions prévues aux articles 9 et 10.

A ces divers points de vue le tableau de ses attributions pourrait être dressé sous la forme suivante.

A. — Application de la loi du 15 février 1902.

1° Mesures sanitaires concernant les individus :

a) Contrôle de l'exécution du règlement sanitaire (art. 1, 2 et 3) pour les prescriptions concernant les individus ;

b) Réception des déclarations des cas de maladies transmissibles ou contagieuses (art. 5); contrôle de la prophylaxie et de l'isolement ;

c) Vaccination et revaccination obligatoires, en tant qu'elles relèvent de l'autorité municipale (art. 6 et décret du 27 juillet 1903);

d) Service de la désinfection [dans les villes de plus de 20.000 habitants] (art. 7);

e) Surveillance des hôtels et logements loués en garni au point de vue de la salubrité ;

f) Statistique des cas de maladies transmissibles et contagieuses.

2° *Mesures sanitaires concernant les immeubles :*

a) Contrôle de l'exécution du règlement sanitaire (art. 1, 2 et 3) pour les prescriptions concernant les immeubles ;

b) Délivrance des permis de construire [dans les villes de plus de 20.000 habitants] (art. 11);

c) Assainissement des immeubles insalubres (art. 12 à 18);

d) Surveillance des eaux d'alimentation provenant de puits, citernes, etc. (art. 1er et 12 à 18);

e) Surveillance des fosses d'aisances, puisards, bétoires, etc. (art. 1er et 12 à 18);

f) Casier sanitaire des immeubles.

3° *Mesures sanitaires concernant les localités :*

a) Assainissement général de la localité et de la voie publique (art. 9 et 18);

b) Contrôle des distributions publiques d'eau potable (art. 1er, 9 et 10);

c) Contrôle du service des égouts (art. 1er, 9 et 10);

d) Carte sanitaire de la commune.

Quant aux attributions résultant de dispositions légales ou réglementaires antérieures, la liste peut en être établie différemment d'après les nécessités locales, mais elle devra comprendre cependant dans la plupart des cas les rubriques suivantes.

B. — Application des dispositions légales ou réglementaires, relatives a l'hygiène, autres que la loi du 15 février 1902.

4° *Service médical de l'état civil :*

a) Constatations des naissances et des décès ;

b) Statistique démographique.

5° *Hygiène de l'enfance :*

a) Exécution de la loi du 23 décembre 1874 sur la protection des enfants du premier âge ; inscription des nourrices ;

b) Hygiène scolaire ; inspection médicale des écoles ; salles d'asile communales.

6° *Hygiène alimentaire :*

a) Surveillance des abattoirs ; inspection des viandes foraines ;

b) Inspection des denrées alimentaires ; contrôle de la qualité du lait ; surveillance des halles et marchés.

7° *Police sanitaire des animaux.*

8° *Surveillance des établissements dangereux, incommodes ou insalubres.*

9° *Surveillance de la prostitution au point de vue de la prophylaxie des maladies vénériennes.*

10° *Laboratoires municipaux pour les analyses chimiques et bactériologiques, et toutes recherches scientifiques en rapport avec l'amélioration de la santé publique ou avec l'exécution des prescriptions sanitaires.*

Tel pourrait être le plan d'ensemble des attributions dévolues aux bureaux d'hygiène.

Chacune des rubriques qui y sont contenues pourrait donner lieu à un commentaire étendu. Nous nous bornerons à mettre en lumière les points les plus intéressants et les plus délicats de cette énumération, et à rappeler les mesures qui ont déjà été prises dans chaque ordre d'idées sous le régime antérieur.

Nous ne croyons pas devoir nous arrêter à ce qui a trait à

l'exécution des règlements sanitaires, le Comité consultatif s'étant déjà longuement occupé de cette question lors de l'élaboration des règlements modèles.

En ce qui concerne *les cas de maladies transmissibles ou contagieuses*, c'est au bureau d'hygiène qu'il appartiendra de recevoir les *déclarations* faites au maire, et de s'assurer que les *mesures de prophylaxie et d'isolement* sont prises.

A cet égard, les dispositions et recommandations formulées par le règlement du Havre méritent d'être reproduites :

Un des principaux devoirs des médecins du bureau d'hygiène est de rechercher toutes les circonstances, toutes les causes, au milieu desquelles a pu se produire l'invasion d'une maladie épidémique ou transmissible et celles qui pourraient concourir à sa propagation.

Ils constateront les limites dans lesquelles s'étendra la maladie, rue, quartier ou section entière.

Ils proposeront à l'administration les mesures qui leur sembleraient utiles pour combattre et faire disparaître ces fléaux (art. 39 du règlement du 24 juin 1879).

Toute liberté d'action est, bien entendu, laissée à MM. les médecins traitants dans la direction des secours à donner à leurs malades, et dans l'application des mesures de désinfection et d'isolement qu'ils jugeront nécessaires.

Mais l'administration municipale, renseignée et éclairée par eux, pourra prendre les décisions et pourvoir aux mesures générales que réclamerait la santé publique menacée, telles que l'assainissement des voies publiques, des égouts, etc., et les secours aux indigents. Il est inutile d'insister sur l'efficacité, dans cette circonstance, de leur concours dévoué qu'ils ne marchandent jamais, même en face du danger, lorsqu'il s'agit du progrès des sciences médicales et des intérêts de l'humanité (art. 37).

Les médecins du bureau d'hygiène surveilleront l'exécution des mesures d'assainissement proposées par eux, prescrites par l'administration municipale, directement, en cas d'urgence, ou après avis pris de la commission consultative.

Ils donneront aux familles tous les conseils relatifs à l'isolement du malade dans la limite du possible, à la désinfection des déjections, des hardes et des logements. Ils signaleront à l'administration les indigents chez lesquels, dans l'intérêt général, il serait nécessaire de fournir gratuitement les matières désinfectantes (art. 38).

Parmi les maladies transmissibles, il en est une qui paraît devoir s'imposer partout d'une manière pressante à l'attention des bureaux d'hygiène, en raison de l'importance de ses ravages qui en font une des causes de mort les plus fréquentes et les plus redoutables, et aussi en raison de la possibilité de la combattre efficacement par des mesures prophylactiques d'un caractère général : c'est la *tuberculose*. Dans toutes les villes où la statistique de cette affection a pu être dressée avec quelque soin, tant au point de vue du nombre et de la proportionnalité par âge des décès survenus que des conditions de milieu dans lesquelles elle se manifeste habituellement, la nécessité de lui opposer un effort de résistance acharné et méthodique s'est fait jour avec une telle évidence qu'elle semble devoir se traduire par une action sérieuse et persévérante des bureaux d'hygiène. A ce point de vue, nous croyons devoir signaler l'intérêt qu'il pourrait y avoir, dans un grand nombre de villes, à adjoindre au bureau d'hygiène, ou à créer parallèlement à lui et en quelque sorte sous son inspiration, un dispensaire antituberculeux, qui se proposerait spécialement de réaliser en cette matière l'œuvre de prophylaxie et d'éducation sanitaire qui semble devoir être désormais, sans abandonner d'ailleurs pour cela l'œuvre d'assistance, le principal objectif de cette sorte d'institutions.

Les mesures de *désinfection*, qui, dans les communes de moins de 20.000 habitants, doivent être mises à exécution par les soins d'un service départemental, incombent aux municipalités dans les villes qui dépassent ce chiffre de population (art. 7 de la loi). Le bureau d'hygiène devra donc assurer, dans les villes ainsi déterminées, le service de la désinfection, mais il n'en sera pas de même dans les villes d'eaux de plus de 2.000 et de moins de 20.000 habitants, qui resteront comprises dans le service départemental.

L'organisation et le fonctionnement des services de désinfection, tant départementaux que municipaux, doit d'ailleurs faire l'objet d'un règlement d'administration publique spécial, prévu, comme celui dont nous nous occupons, par l'article 33 de la loi du 15 février 1902.

En attendant ce règlement, nous ne pouvons indiquer qu'à titre de renseignement comment ce service a été assuré jusqu'à présent par certains bureaux d'hygiène.

A Nancy, il fait l'objet de dispositions qui sont ainsi conçues :

ART. 34. — En cas de maladie contagieuse, le service municipal d'hygiène devra, sur la demande qui lui en sera faite, prêter son concours pour procéder à la désinfection de la maison contaminée et de ses dépendances, ainsi qu'au curage et à la désinfection des égouts particuliers.

Art. 38. — Les frais de désinfection des appartements et effets contaminés par des malades atteints d'affections transmissibles sont perçus conformément au tarif ci-après : étuve 4 francs ; objets isolés 2 francs (la taxe de 2 francs ne sera appliquée que dans le cas où les objets isolés pourront être compris dans le chargement de l'étuve chauffée pour d'autres objets) ; appartements, désinfection au sublimé ou au sulfure de carbure, 1 franc par heure et par homme, plus le prix du désinfectant.....

Art. 39. — Les taxes sont recouvrées d'après des états mensuels ou trimestriels dressés par le bureau d'hygiène, étant bien entendu que, pour les ménages peu aisés, les désinfections pourront être faites gratuitement.

A Pau :

Le service de la désinfection est installé hors ville dans une annexe de l'hôpital de contagieux et dispose d'une étuve fixe à vapeur sous pression, de deux pulvérisateurs, d'un formolateur Hoton et d'un stock considérable de sacs, costumes de travail, etc. Deux voitures du genre fourgon attelées d'un cheval assurent le transport des objets du domicile à l'étuve et *vice versa*.

Le personnel se compose d'un cocher fourni par l'hôpital, d'un mécanicien logé par l'hôpital, mais à la solde de la ville et d'un aide mécanicien.

En principe, les désinfections n'étaient gratuites que pour l'hôpital et pour les indigents ; mais, depuis, la gratuité a été étendue à toutes les familles qui ne jouissent pas d'une véritable aisance. Pour les autres, il existe un tarif.

Les désinfections sont le plus souvent demandées spontanément par les intéressés (hôpital, armée, sanatorium, étrangers, etc.) ; sinon elles sont provoquées par l'envoi d'instructions prophylactiques (du Comité consultatif d'hygiène) appuyées par une lettre du maire.

Le directeur du bureau met à profit chaque désinfection pour vérifier l'état de salubrité du logement.

En dehors du service officiel de désinfection dont l'administration doit nécessairement leur incomber, les bureaux d'hygiène auront également dans leurs attributions le contrôle de la désinfection privée, ainsi que l'a indiqué l'article 69 du règlement sanitaire modèle A: « Les appareils de désinfection employés dans la commune à la désinfection obligatoire sont soumis à une surveillance permanente exercée par le bureau d'hygiène. L'emploi de ces appareils sera suspendu, à titre temporaire ou définitif, s'il est établi qu'ils ne fonctionnent plus dans les conditions prévues par le certificat de mise en service ou que les détériorations constatées ne permettent plus leur fonctionnement normal. »

Il sera, d'autre part, souvent nécessaire de mettre un logement ou *chambre d'attente* à la disposition des familles pauvres dont l'habitation devra être désinfectée, et c'est aux bureaux d'hygiène qu'il appartiendra de prendre des mesures à cet effet. Il y a là un besoin véritable que la pratique de la désinfection a révélé partout, et auquel il pourrait être satisfait, en attendant mieux, par l'envoi des personnes dont l'habitation serait désinfectée dans un logement ou une chambre garnis, aménagés d'une manière conforme aux exigences de l'hygiène et qui seraient désinfectés à leur tour après le départ des intéressés.

Pour ce qui concerne *la vaccination* (art. 6), le décret du 27 juillet 1903 en a fait un service départemental au point de vue de son organisation. Mais le fonctionnement de ce service relève dans une large mesure de l'autorité municipale pour tout ce qui a trait aux séances de vaccination, de revaccination et de revision des résultats, à l'établissement des listes des personnes soumises à l'obligation vaccinale, aux sanctions, etc. C'est au bureau d'hygiène qu'il appartiendra d'exercer les attributions ainsi déterminées.

La surveillance des hôtels et logements loués en garni au point de vue de la salubrité implique la réception des cas de maladies qui peuvent être imposées aux hôteliers par le règlement sanitaire, en vertu des pouvoirs tant généraux que spéciaux du maire, et ainsi que l'indique l'article 20 du règlement modèle B: « Indépendamment de la déclaration imposée aux médecins par l'article 5 de la loi du 15 février 1902 pour les maladies transmissibles ou épidémiques, les hôteliers et logeurs sont tenus de signaler immédiatement à la mairie tout cas de maladie qui se produirait dans leur établissement, ainsi que le nom du médecin qui aurait été appelé pour le soigner. »

De plus, dans certaines villes d'eaux fréquentées par une clientèle de personnes atteintes de maladies transmissibles, et notamment de tuberculose, il y aurait le plus grand intérêt à prescrire la désinfection régulière et au besoin périodique de tous les logements ou appartements loués en garni ou à la saison. L'accomplissement de cette opération pourrait être constaté par un registre ou des certificats susceptibles d'être présentés aux locataires, ou par des notices spéciales apposées dans les pièces qui auraient été désinfectées.

La délivrance des *permis de construire* dans les villes de plus de

20.000 habitants, l'assainissement des *immeubles et logements insalubres*, la surveillance des *eaux d'alimentation provenant de puits ou citernes*, etc., n'appellent pas d'autre explication que le commentaire même des articles de la loi relatifs à ces différents objets, commentaire qui excéderait les bornes de ce rapport: pour l'application de ces articles, c'est au bureau d'hygiène qu'il appartiendra d'exercer les attributions dévolues au maire par la loi nouvelle.

Pour ce qui a trait plus spécialement à l'assainissement des immeubles et des logements insalubres, ces attributions sont exposées au chapitre II du titre Ier de la loi, qui en constitue incontestablement une des parties les plus importantes au point de vue de l'amélioration de la santé publique. C'est un des points sur lesquels devront se porter, de la façon la plus soutenue et la plus constante, l'attention et les efforts des bureaux.

En ce qui concerne *l'assainissement de la voie publique*, le *service de la distribution publique d'eau potable* et celui des *égouts*, services qui seront le plus souvent constitués d'une façon distincte au point de vue de l'exécution des décisions et du fontionnement habituel, le bureau d'hygiène devra nécessairement être chargé d'en assurer le contrôle au point de vue scientifique, de même qu'il aura normalement une part considérable à prendre dans les initiatives qui auraient pour but leur extension ou leur amélioration. Dans cet ordre d'idées, plusieurs des bureaux d'hygiène déjà existants procèdent à des analyses périodiques aussi fréquentes que possible des eaux d'alimentation: cette pratique excellente doit être généralisée.

La surveillance des fosses d'aisances, puisards, bétoires, etc., est particulièrement importante, ainsi que le rappelait notamment M. le Dr du Mesnil dans la partie de son rapport déjà cité relative à la ville du Havre. Les puisards et bétoires sont très nombreux au Havre; le bureau d'hygiène, pour être fixé sur leur nombre, leur emplacement, a prescrit la visite de tous les immeubles de la ville sans exception; on y a constaté l'existence de 475 puisards dont l'emplacement a été déterminé sur le plan cadastral, et de cette étude topographique le bureau d'hygiène, dans son rapport de 1880, a conclu que « les quartiers à bétoires sont ceux où la fièvre typhoïde et la diphtérie règnent d'une manière permanente à l'état endémique et d'où partent les poussées épidémiques qui envahissent le centre de cette cité ». L'installation d'un bon réseau d'égouts peut seule mettre fin à cette situation.

Le *casier sanitaire des immeubles*, dont nous avons fait mention, consiste essentiellement dans l'établissement et la tenue à jour d'un dossier sanitaire pour tout immeuble situé sur le territoire de la commune.

Le règlement du bureau du Havre décidait dès 1879 l'établissement d'un répertoire de cet ordre, mais seulement pour les voies publiques considérées dans leur ensemble, et l'article 55 du règlement du 24 juin 1879 qui formulait cette prescription était ainsi conçu :

Pour faciliter le travail de la commission des logements insalubres, et, d'autre part, afin qu'en toutes circonstances l'administration municipale puisse être renseignée rapidement sur l'état, au point de vue de l'hygiène, de chaque partie de la ville, il sera établi un dossier spécial pour chaque voie publique, rue ou impasse.

Ces dossiers contiendront :

1° des renseignements généraux sur la longueur et la largeur des voies publiques, sur les égouts, les bornes-fontaines, sur le nombre des maisons et des habitants, sur la mortalité annuelle générale ou suite de maladies épidémiques ou transmissibles ;

2° ils serviront à classer toutes les pièces relatives à la voie dont ils porteront le titre, et en particulier les réclamations adressées à la commission des logements insalubres et les décisions de cette commission.

D'après le dernier relevé décennal de la statistique démographique du Havre, ce service comprendrait aujourd'hui l'établissement et la mise à jour du casier sanitaire de chaque maison.

Le bureau de Nice revendique, dans une notice qui nous a été adressée, l'honneur d'avoir été peut-être le premier qui ait établi le casier sanitaire des immeubles :

Ce travail a été entrepris en 1887.

Le casier se rapporte à tous les immeubles compris dans la partie agglomérée de la ville et comprend les renseignements suivants : le nom de la rue, le numéro, le quartier, le nom du propriétaire, le nombre de fosses, de surverses, ou s'il y a le tout à l'égout, le nombre d'étages, de logements, d'habitants, de façades sur la rue et leur état, de cours et leur mode de pavage ; combien de logements sont pourvus de lieux d'aisances, d'éviers d'eau et la provenance de cette eau ; combien il a été donné d'avertissements ou fait de procès-verbaux pour cause d'insalubrité ou de malpropreté de l'immeuble.

Il est aussi porté sur ce casier le nombre de décès qui se sont produits dans la maison, les causes qui les ont entraînés, et si la désinfection de l'appartement a été opérée lorsque le décès a été produit par suite de maladie contagieuse.

Depuis la loi de 1892 sur la déclaration des maladies épidémiques, il a été ajouté aux renseignements par décès tous ceux relatifs aux cas de maladies déclarées dans l'immeuble avec la désignation de la cause déclarée et si les mesures de désinfection ont été prises après la terminaison de la maladie.

Ces casiers au nombre de plus de 4.000 sont réunis par rue et placés dans une chemise sur laquelle sont portées les indications suivantes : le nom de la rue, sa longueur, sa largeur, l'altitude maxima et minima, le nombre de maisons, de bouches d'eau, de gargouilles, de fontaines, d'urinoirs, de regards et de bouches d'égout, le calibre de l'égout. En outre, toutes les indications portées sur les casiers sanitaires sont récapitulées.

L'établissement d'un casier sanitaire pour chaque maison prise à part fut décidé à Paris en 1893, et à l'heure actuelle il a reçu une exécution complète. Le service en assure la tenue à jour au moyen des divers renseignements d'ordre sanitaire que lui transmettent les autres services ou qu'il recueille lui-même sur place.

Chaque maison de Paris a un dossier comprenant :

1° Une chemise portant l'indication de l'arrondissement, du quartier, de la rue et du numéro de l'immeuble ;

2° Un plan au deux millièmes de la maison avec l'indication des canalisations, fosses, puits, puisards, fontaines, fosses à fumier ;

3° Une feuille de description de l'immeuble ;

4° Une feuille indiquant les décès par maladies transmissibles survenus dans la maison avec leur date ;

5° Une feuille indiquant les désinfections opérées, leur date et leur cause ;

6° Une feuille indiquant les mesures prescrites par la commission des logements insalubres et la suite donnée ;

7° et 8° Deux feuilles spéciales, l'une destinée aux résultats des analyses d'eau, d'air, de poussières, de sol, qui auront pu être faites dans l'immeuble, l'autre contenant le cadre d'une enquête sanitaire, dans le cas où cette enquête aurait été reconnue nécessaire.

Il est aisé de se rendre compte que ces divers éléments d'appréciation permettent, au bout de quelque temps, de déterminer, presque à coup sûr, les causes d'insalubrité propres à tels ou tels immeubles et, par suite, d'intervenir avec une grande efficacité pour en réaliser l'assainissement : aussi l'organisation du casier sanitaire, qui peut se faire, comme elle l'a été à Paris, avec un personnel très peu nombreux, est-elle une des créations les plus intéressantes que puissent entreprendre, selon nous, les bureaux d'hygiène.

Dans les villes où l'établissement immédiat d'un casier complet semblerait présenter de trop graves difficultés, on pourrait procéder, comme se propose de le faire le directeur du bureau de Boulogne-sur-mer, à l'établissement progressif d'un casier sommaire :

A partir de l'application du règlement sanitaire actuellement à l'étude, toutes les pièces concernant la salubrité, à quelque titre que ce soit (salubrité des voies publiques et privées, salubrité des habitations, élevage des animaux domestiques dans les dépendances des habitations, établissements dangereux, incommodes ou insalubres, etc.), seront classées par rues et par numéros.

Après la confection des statistiques, tous les avis de maladies épidémiques, au lieu d'être réunis en liasses par genre de maladie, seront répartis dans ces dossiers.

Cette façon de procéder constituera au bout de peu de temps un faisceau de renseignements précieux sur l'état sanitaire de la ville et donnera à l'administration municipale une base d'appréciation aussi exacte que possible.

La *carte sanitaire* de la commune consiste notamment dans l'assemblage des indications fournies par le casier sanitaire, mais elle comprend aussi bien d'autres éléments.

Suivant l'article 40 du règlement du bureau de Reims, elle comporte dans cette ville l'indication du réseau des égouts ; des regards des conduites d'eau et de gaz ; des rues pavées, macadamisées ou non, mises en état de viabilité ; de l'écoulement des eaux soit à l'égout, soit dans des puisards, soit seulement dans le sol, ainsi que de l'emplacement des écoles, des hôpitaux et hospices, des grands ateliers, des établissements insalubres classés ou non classés.

Ces indications ne sont, d'ailleurs, à nos yeux que le cadre où doivent se placer les renseignements de toute nature qui traduisent quotidiennement la situation sanitaire d'une agglomération.

Déjà M. le Dr du Mesnil les jugeait insuffisantes et recommandait l'établissement d'une série de cartes, donnant : *a*) la constitution géologique du sol de la ville ; *b*) le réseau d'égouts ; *c*) la distribution des eaux ; *d*) l'emplacement des puits et puisards et des fosses d'aisances ; *e*) la répartition des habitations collectives (écoles, casernes, prisons, hôpitaux) et des établissements classés.

Nous serions d'avis d'y ajouter une série de cartes figurant la répartition sur l'ensemble du territoire communal des cas de maladies épidémiques ou transmissibles, à raison d'une carte par nature de maladie. Un tel document soigneusement établi pendant quelques années serait du plus haut intérêt dans chaque ville pour la protection de la santé publique, ainsi qu'il est aisé de s'en rendre compte en jetant les yeux sur ce qui a déjà été fait dans cet ordre d'idées.

Le bureau d'Amiens publie tous les ans une carte très claire de la mortalité : 1° par diarrhée gastro-entérite infantile et par phtisie pulmonaire ; 2° par variole, diphtérie et fièvre typhoïde. Celui du Havre vient de publier, sous le titre d'Atlas annexe du relevé décennal de la statistique démographique (1903), un remarquable ensemble de documents, où nous relevons notamment une suite de cartes donnant, pour chaque année de 1880 à 1899, la localisation des décès afférents : 1° à la diphtérie, 2° à la fièvre typhoïde, 3° à la phtisie pulmonaire. L'office sanitaire de Lille insère tous les ans dans ses « tableaux et graphiques de statistique annuelle » des cartes, figurant la mortalité et dans certains cas également la morbidité : 1° par rougeole, 2° par fièvre typhoïde, 3° par tuberculose, 4° par diphtérie, 5° par scarlatine, 6° par cancer, 7° par athrepsie. A Montpellier, les intéressants rapports annuels qui nous ont été communiqués contiennent des indications du même ordre, mais seulement par proportion et par quartiers.

La répétition presque régulière des décès sur les mêmes points d'une année à l'autre, pour certaines maladies de nature éminemment transmissible, jette un jour décisif sur la nécessité de prendre contre leur extension des mesures de désinfection et d'assainissement rigoureuses.

Le *service médical de l'état civil* comporte notamment la constatation des naissances et des décès.

Les attributions d'un bureau d'hygiène à cet égard sont très nettement résumées dans le règlement du bureau de la ville de Nancy (arrêté du 16 janvier 1902) :

ART. 9. — Le bureau de l'état civil adresse, deux fois par jour, entre midi et 2 heures et entre 4 heures et 6 heures, à chacun des médecins municipaux, les déclarations de naissances et de décès de sa circonscription.

Le médecin qui reçoit un avis ne concernant pas sa circonscription doit l'adresser sans retard au véritable destinataire.

ART. 10. — La constatation des naissances et le retour des bulletins de constatation au chef du bureau de l'état civil doivent s'effectuer dans le plus bref délai possible.

ART. 11. — La constatation des décès doit s'effectuer l'après-midi pour les avis de déclaration envoyés entre midi et 2 heures, et le matin avant 11 heures pour les avis de déclaration envoyés la veille entre 4 heures et 6 heures du soir. L'ensevelissement et la mise en bière ne peuvent avoir lieu qu'après la constatation du décès par le médecin municipal. Cette constatation ne doit pas être une simple formalité, mais une garantie sérieuse contre les inhumations précipitées. Si la famille n'est pas en mesure de remettre au médecin municipal un bulletin de décès signé par le médecin traitant, le médecin constatateur doit se borner aux questions strictement nécessaires pour arriver à la connaissance de la véritable cause du décès.

Art. 12. — Dans le cas où un doute s'élèverait sur la cause de la mort, le médecin municipal devra prévenir immédiatement l'officier de l'état civil. Il avertira également la famille que la mise en bière ne peut avoir lieu qu'après une autorisation spéciale.

Art. 13. — Si le médecin doute de la réalité du décès, il emploiera tous les moyens que la science indique pour rappeler la vie, et fera prévenir immédiatement le médecin traitant.

Art. 14. — En cas d'épidémie ou de maladie transmissible, le médecin municipal devra signaler au chef du bureau de l'état civil l'urgence de la mise en bière et de l'inhumation à bref délai. Il préviendra également le directeur du bureau d'hygiène qui d'accord avec lui prendra s'il y a lieu toutes les mesures nécessaires dans l'intérêt de la santé publique.

Art. 15. — Les certificats de décès, scellés sous enveloppe au nom du chef du service d'hygiène, seront réclamés à la famille par le commissaire aux inhumations, au moment de la levée du corps, et remis sans retard au directeur du service médical municipal.

La recherche et la détermination de la cause des décès constitue un des points les plus importants de cette partie du service. Elle peut être facilitée par le concours bénévole des médecins traitants, dont plusieurs bureaux d'hygiène ont obtenu l'envoi régulier de bulletins de déclaration spéciaux à cet objet. Le bureau d'Amiens nous a communiqué notamment les imprimés dont il se sert pour provoquer l'envoi de ces renseignements, et celui de Boulogne nous a soumis un projet de carnet de déclaration dans le même but.

Comme annexe du même service, la municipalité de Boulogne-sur-mer a réglementé, par arrêté du 4 janvier 1899, l'institution et le fonctionnement d'une *morgue* relevant du bureau d'hygiène.

A Paris, depuis longtemps déjà, ont été aménagés des *dépôts mortuaires* qui, placés dans deux des cimetières, devaient avoir pour but principal d'éloigner rapidement des logements encombrés les cadavres de contagion. Cette mesure n'est pas encore entrée dans les mœurs; il a fallu se borner le plus souvent à pratiquer d'office la mise en bière d'urgence.

L'application de la loi du 23 décembre 1894 sur la *protection des enfants du premier âge* peut être remise au bureau d'hygiène avec de grands avantages; car c'est pour beaucoup de la bonne exécution de cette loi que dépend l'hygiène d'une agglomération. A Amiens, un registre y est ouvert pour inscrire, après examen du directeur du bureau, les noms des nourrices aptes à nourrir les jeunes enfants. Ce registre est mis à la disposition du public.

A Nancy, l'article 22 du règlement stipule que:

Toutes les femmes qui désirent se placer comme nourrices sur place ou à domicile peuvent, avec un certificat médical constatant qu'elles remplissent les conditions requises, se faire inscrire au bureau municipal d'hygiène qui remplit gratuitement l'office d'un bureau d'inscription de nourrices.

L'*hygiène scolaire* est aussi d'une importance particulière.

Le règlement de la ville de Besançon s'exprime à cet égard dans les termes suivants:

L'enfant qui croît et grandit a, plus que tout autre être, besoin d'un air pur; son manque de résistance le rend particulièrement susceptible à toutes les causes de viciation de l'air: produits gazeux délétères, poussières, gaz infectieux, etc., — particulièrement susceptible aussi à tout agent ambiant nocif: humidité, froid humide, variations brusques de température, etc.

Enfin, de par son âge même, l'enfant présente une prédisposition spéciale à la plupart des maladies épidémiques contagieuses.

Or, la sédentarité, l'immobilité, le travail soutenu, la vie en commun, tout se réunit à l'école pour créer aux écoliers un milieu qui deviendrait vite et fatalement menaçant pour leur santé, si l'hygiène n'y intervenait d'une façon constante, avec ses vertus préservatrices.

Le même règlement charge le médecin directeur du bureau d'hygiène, avec le titre de médecin inspecteur général des écoles, de centraliser, diriger et contrôler le service, qui est assuré activement par un certain nombre de médecins inspecteurs.

Tout enfant suspect d'être atteint d'affection épidémique contagieuse ou transmissible (variole, varioloïde, varicelle, scarlatine, rougeole, coqueluche, diphtérie, croup, angine couenneuse, fièvre typhoïde, tuberculose, ophtalmie, oreillons, teigne, pelade, etc.) est, le jour même, envoyé porteur d'un bulletin à la consultation du médecin inspecteur, qui prononce s'il y a lieu son éviction immédiate.

Toute affection épidémique, contagieuse ou transmissible, aussitôt constatée (soit par le médecin inspecteur, soit par Mmes les directrices ou MM. les directeurs d'école, d'après les renseignements pris sur les enfants tombés malades dans leur famille), fait l'objet d'un bulletin individuel de déclaration adressé au médecin inspecteur et transmis par lui, d'urgence, au bureau d'hygiène. Ce bulletin mentionne si l'enfant malade a des frères et sœurs cohabitant avec lui et fréquentant la même école ou d'autres écoles de la ville; dans le cas de l'affirmative, quelles sont ces écoles.

Le tout sans préjudice des mesures générales qui devraient être prises d'urgence, d'accord avec l'autorité académique.

Les *abattoirs* constituent des établissements classés de la première classe, dont la création est à ce titre subordonnée à une autorisation préfectorale qui peut leur imposer certaines conditions. Mais, en outre, leur fonctionnement nécessite l'application de prescriptions de détail relatives notamment à la conduite des animaux qui doivent y être amenés, à la répartition des cases d'abat entre les bouchers de la commune, à l'enlèvement des fumiers et de tous les débris de matière animale, à l'écoulement des eaux de lavage, au curage fréquent des égouts, etc. Ces dispositions forment la matière d'un règlement spécial. Pendant plusieurs années, les actes d'autorisation ont réservé tantôt aux préfets, tantôt aux maires, le soin de préparer ces règlements, qui n'étaient exécutoires qu'après l'approbation du ministre; mais depuis longtemps on a reconnu que les mesures de ce genre rentrent dans la catégorie des arrêtés de police locale que les maires sont autorisés à prendre en vertu de l'article 94 de la loi du 5 avril 1884 et qui, aux termes de l'article 95, sont exécutés un mois après avoir été déposés à la sous-préfecture, si le préfet n'a pas fait usage du droit de les annuler ou d'en suspendre l'exécution. Les bureaux d'hygiène paraissent des plus qualifiés pour contrôler l'application de ces règlements.

Ils pourront également provoquer de la part de l'autorité municipale des prescriptions spéciales à l'égard des *viandes foraines*, et être chargés tant de leur contrôle particulier que de celui de la *salubrité de toutes les denrées alimentaires*.

Cette matière a été réglée à Nancy par un arrêté portant les dispositions suivantes :

Article premier. — A partir du 1er mars prochain, il est créé, sous le pavillon de la halle à la criée, un bureau de vérification des viandes foraines et des denrées alimentaires exposées en vente dans les halles et marchés et sur la voie publique.

Ce bureau est placé sous le contrôle et la surveillance supérieure du chef du bureau municipal d'hygiène; la direction en est confiée à un vétérinaire qui prend le titre *d'inspecteur des halles et marchés.*

Cet inspecteur sera assermenté, et en cette qualité, il constatera directement par procès-verbaux les contraventions au présent arrêté, ainsi qu'à ceux qui règlent la police des marchés, et qui sont encore en vigueur.

Art. 2. — Les viandes mortes présentées à l'introduction sont frappées d'un timbre à l'octroi. Elles sont ensuite dirigées vers le bureau de vérification par les voies les plus directes. Le service de l'octroi les fera escorter quand il le jugera utile.

Les bouchers, charcutiers, tripiers et locataires d'étaux dans les halles pourront directement y conduire les viandes introduites par eux ou pour leur compte, mais cette faculté ne pourra en aucune façon les soustraire aux prescriptions de l'article suivant.

Art. 3. — Aucune viande foraine ne peut être mise en vente en ville ou dans les faubourgs qu'après avoir été soumise à la vérification de l'inspecteur et estampillée par lui.

Art. 7. — Défenses expresses sont faites d'introduire en ville et dans les faubourgs: 1° des viandes gâtées, corrompues et nuisibles; 2° des viandes provenant d'animaux atteints de phtisie généralisée; 3° toute viande maigre ou fiévreuse; 4° des viandes ladres ou trichinées; 5° des viandes de cheval.

Art. 8. — Toute viande reconnue impropre à la consommation pourra être saisie par les soins de l'inspecteur des marchés, suivant l'urgence et les cas, et, sur un rapport du chef du bureau d'hygiène, sa destruction pourra être ordonnée par le maire aux frais de la partie saisie, le tout sans recours devant une autre autorité, le fait de la présentation de la viande au bureau d'octroi pour être vendue en ville comme viande foraine impliquant soumission de l'introduction à toutes les clauses du présent arrêté.

Art. 10. — Le poisson ne pourra être présenté à la criée des halles centrales qu'après avoir été examiné par l'inspecteur des halles et marchés.

Art. 11. — Il est défendu d'exposer en vente aucune denrée corrompue ou falsifiée, de même qu'aucun fruit ou légume non arrivé à maturité.

Art. 12. — Défense est faite de mettre en vente des marchandises avariées, alors même qu'on ne dissimulerait pas l'avarie, sans en avoir prévenu l'inspecteur qui vérifiera si l'usage de ces dernières peut être nuisible à la santé.

Art. 13. — Les denrées alimentaires reconnues impropres à la consommation seront saisies.

Toutes les contraventions aux dispositions qui précèdent seront constatées par des procès-verbaux.

Art. 14. — L'inspecteur pourra prélever, sur toutes les denrées exposées, les échantillons qui lui seront demandés par le bureau d'hygiène, afin de les soumettre à l'analyse.

Une réglementation analogue a été fixée à une date plus récente (31 juillet 1903) par le maire de Lyon, en ce qui concerne spécialement les viandes foraines :

Article premier. — Sont considérées comme viandes foraines, et soumises aux dispositions du présent arrêté, les viandes de provenance extérieure à la commune de Lyon, dont l'énumération suit :

Les viandes mortes de taureau, bœuf, vache, veau, mouton, agneau et chèvre ;

La viande morte de porc et les préparations de charcuterie, à l'exception du sang, des boyaux et des graisses ;

Les abats, issues et débris utilisés par la triperie ;

Les viandes de conserve et les extraits de viande de toute nature.

Art. 2. — Nul ne peut recevoir et débiter dans la ville de Lyon des viandes foraines destinées à la consommation, s'il n'en a fait préalablement la déclaration à l'administration municipale.

En échange de cette déclaration, un récépissé sera remis à l'intéressé qui devra le présenter, lui ou ses ayants droit, à toute réquisition des inspecteurs et contrôleurs de la boucherie et des autres agents de la police municipale.

Art. 3. — Les viandes foraines fraîches, à l'exception des abats, devront, avant d'être introduites à Lyon, avoir été préalablement visitées et estampillées par le vétérinaire sanitaire du lieu d'origine.

Elles ne pourront circuler que de jour sur le territoire de la commune; elles seront accompagnées *d'un certificat d'origine et de santé délivré par ce vétérinaire*, et seront marquées d'une estampille dont le timbre sera reproduit sur le certificat d'origine et de santé. Ce certificat mentionnera, notamment, les noms, prénoms, profession et domicile de l'introducteur, la nature et le poids des viandes introduites, et, pour celles qui seront présentées sous la forme d'animaux entiers et de quartiers, le nombre des animaux ou quartiers introduits.

Toute viande foraine fraîche circulant nuitamment ou sans certificat sanitaire sera provisoirement saisie et transportée immédiatement, aux frais du détenteur, dans un des locaux de l'inspection, où l'examen en sera fait.

Art. 4. — Les salaisons et les conserves, ainsi que les abats et produits de triperie, peuvent circuler sans certificat ni estampille sanitaire.

Art. 5. — Les viandes fraîches ne doivent être introduites et transportées en ville qu'enveloppées dans du linge blanc et dans des conditions absolues de propreté.

Art. 6. — Aucune viande foraine ne doit être exposée en vente avant d'avoir été soumise à l'inspection.

Il est également interdit de la découper, de la faire cuire, de l'employer de quelque manière que ce soit, avant d'avoir rempli cette obligation.

Art. 7. — L'inspection des viandes foraines peut se faire, au gré des introducteurs, soit dans les abattoirs à toute heure du jour, soit à l'hôtel municipal pendant les heures de bureau, soit à la halle des Cordeliers le matin jusqu'à 10 heures.

Cette inspection ne peut avoir lieu que de jour.

Art. 8. — Par dérogation aux dispositions de l'article 7, les salaisons, extraits et conserves de viandes et, en général, toutes les viandes foraines contenues dans des tonneaux ou des caisses fermées et arrivant en gare de Vaise et de la Mouche, pourront être vérifiées sur place, tous les matins, de 7 à 9 heures.

A défaut de cette inspection sur place, lesdites viandes devront être présentées à l'inspection dans les conditions de l'article 7 du présent arrêté.

Art. 9. — Les dispositions de l'article 8 ne s'appliquent pas aux viandes salées ou de conserves destinées à l'approvisionnement des troupes de la garnison; ces viandes ne sont pas soumises à l'inspection.

Art. 10. — Les viandes fraîches qui seront reconnues bonnes pour la consommation seront marquées au bureau de vérification d'un timbre portant les mots : « Viandes foraines ».

Art. 11. — Toute viande foraine reconnue impropre à la consommation sera saisie, dénaturée et, si le propriétaire ne la réclame pas pour un usage industriel, sera livrée à ses frais à l'équarisseur.

Si le détenteur de la viande s'oppose à la saisie, il sera procédé ainsi qu'il est expliqué à l'article 18 de l'arrêté du 28 juillet 1884.

Chaque saisie sera attestée par un procès-verbal, si la demande en est faite par l'intéressé.

Art. 12. — L'introduction et la vente à Lyon, pour la consommation, de toute viande ou préparation de charcuterie provenant de solipèdes non abattus et contrôlés à l'abattoir de Corne-de-Cerf, sont absolument interdites.

La viande provenant de cet abattoir ne peut circuler en ville que dans les conditions mentionnées à l'article 3, c'est-à-dire avec le bulletin de l'inspection et le timbre de l'abattoir.

Art. 13. — Les transporteurs de viandes mortes, quelle qu'en soit la provenance, doivent, sur l'invitation des préposés de l'administration, inspecteurs et agents de police municipaux, procéder à toutes les manipulations jugées nécessaires pour faciliter l'examen et, s'il y a lieu, l'estampillage des viandes.

Art. 14. — Toute introduction en ville de viandes foraines ou de viandes de cheval, faites dans d'autres conditions que celles ci-dessus indiquées, tout refus, opposé par les introducteurs, de laisser visiter en cours de route leur chargement par les agents municipaux, toute soustraction de ces viandes à l'inspection, toute production de certificats sanitaires faux ou incomplets, et toutes autres infractions au présent arrêté, seront constatés par des procès-verbaux et poursuivis conformément aux lois.

La *surveillance de la qualité du lait* doit aussi retenir l'attention des bureaux d'hygiène dans les villes où la mortalité infantile atteint un chiffre élevé.

Le bureau d'hygiène du Havre a fait de grands efforts à cet égard, tant au point de vue de la qualité du lait prise en elle-même que des conseils à donner aux mères relativement aux soins que réclament les enfants en bas âge.

A Lyon, en 1902, le service de la stérilisation du lait a distribué quotidiennement aux nourrissons nécessiteux de un jour à 14 mois 215 litres de lait stérilisé par ses soins ; aucun accident, de quelque nature que ce soit, n'a été signalé.

L'office sanitaire de Lille a également organisé à cet égard une surveillance très sérieuse basée sur l'arrêté suivant du maire de Lille en date du mois de mai 1899 :

Article premier. — Il est défendu d'introduire et de vendre à Lille du lait additionné de matières étrangères à sa composition.

Art. 2. — Ne pourront être vendus librement comme lait et sans indication spéciale que les laits contenant à la fois plus de 2 p. 100 de beurre dosé à l'acido-butyromètre centrifuge et plus de 10 p. 100 d'extrait sec calculé d'après la richesse en beurre et la densité du lait à 15°.

Art. 3. — Cependant, les laits contenant moins de 2 p. 100 de matières grasses dosées par le susdit procédé, pourront être mis en vente à la condition expresse : 1° que la teneur en matières grasses sera supérieure à 1 p. 100, 2° que la densité sera supérieure à 1.030 à 15°, enfin qu'ils seront renfermés dans des récipients qui porteront en caractères très apparents la mention « Lait écrémé ».

Art. 4. — Tout lait écrémé ou non, qui ne satisferait pas à l'essai de coagulation d'après Schoffer, sera soumis à l'analyse.

Art. 5. — Les instruments, méthodes, désignés pour servir à la purification du lait, seront déposés à la mairie, bureau de l'office sanitaire, où les intéressés pourront en prendre connaissance.

Art. 6. — Quand le lait n'offrira pas les conditions exigées par les articles 1, 2, 3 et 4, les contrevenants seront poursuivis conformément aux lois, sans préjudice des peines qu'ils pourront encourir pour falsification, à la suite de la nouvelle analyse complète à laquelle il sera procédé immédiatement.

Art. 7. — ......

Art. 8. — M. le commissaire central et M. le directeur de l'office sanitaire sont chargés, chacun en ce qui le concerne, de l'exécution du présent arrêté.

A Perpignan, la vérification du lait se fait de la façon suivante :

Le directeur du bureau donne lui-même au commissaire central l'ordre de faire prélever, à l'entrée en ville des marchands, des échantillons qui sont recueillis, pour chaque prélèvement, dans trois bouteilles de 400 grammes. Une de ces bouteilles est remise au vendeur, l'autre au bureau, la 3e au chimiste.

Les analyses sont faites par deux pharmaciens de la ville qui se contentent d'une rétribution modique.

Les échantillons défectueux sont signalés au commissaire central qui dresse un procès-verbal et le transmet au parquet.

Le bureau d'hygiène de Nice tient la main à l'observation des prescriptions du conseil d'hygiène départemental, relatives aux vacheries; il a en outre institué, depuis le 30 novembre 1897, un service de tuberculinisation des bovins.

L'exécution de la loi du 21 juillet 1881 et aussi de celle du 21 juin 1898, en ce qui concerne la *police sanitaire des animaux*, peut être remise au bureau d'hygiène, les enquêtes incombant à un vétérinaire municipal.

La *visite médicale* des filles soumises peut de même être confiée aux médecins du bureau d'hygiène.

Enfin l'organisation ci-dessus décrite sera utilement complétée par un *laboratoire*, pourvu notamment du matériel nécessaire pour faire au moins les analyses bactériologiques et chimiques les plus essentielles.

Au Havre, le laboratoire municipal de chimie et bactériologie analyse tous les échantillons apportés au bureau d'hygiène et communique aux déposants une appréciation qualitative; l'échantillon est déclaré bon, passable ou mauvais. Le laboratoire fait en outre, tous les examens bactériologiques et toutes les recherches scientifiques qui intéressent l'hygiène publique; il assure en particulier la surveillance de l'eau d'alimentation qui est analysée au moins une fois par semaine; toutes ses opérations sont gratuites : depuis 1896, il prépare et distribue gratuitement le sérum antidiphtérique.

A Boulogne-sur-mer, il fonctionne dans les conditions exposées par le rapport ci-dessous :

Le laboratoire de bactériologie, annexé au bureau d'hygiène, est situé provisoirement dans les vieux bâtiments qui ont été utilisés pour l'installation de l'étuve municipale et du matériel de désinfection.

Il se compose d'une pièce bien éclairée dont les revêtements sont en carreaux de faïence. Une partie en est aménagée en chambre noire pour les cultures dans l'obscurité.

Il est muni, comme appareils, d'une étuve de Roux pour l'incubation, étuve à régulateur bimétallique donnant une température absolument constante et de durée indéfinie; d'un filtre Chamberland; d'un autoclave pour la stérilisation des milieux de culture; d'un four à flamber de Pasteur pour les verreries; d'une petite étuve à inclusions; d'un microtome à bascule de Dumège, et de divers autres appareils indispensables.

Il fonctionne depuis plus d'un an pour la recherche des bactéries pathogènes, et en particulier pour le diagnostic de la tuberculose et de la diphtérie.

La tuberculose est, on le sait, une maladie parasitaire causée par le développement, dans l'organisme malade, d'un microbe en forme de bâtonnet. Depuis que cette notion étiologique est bien établie (Koch 1882), on a pu se rendre compte que la tuberculose est beaucoup plus fréquente et revêt des formes beaucoup plus variées qu'on le pensait antérieurement. En dehors de la manifestation pulmonaire ou méningitique de la bacillose, un grand nombre d'arthrites, d'ostéites, d'abcès ganglionnaires, d'ulcérations, etc., ne reconnaissent pas d'autre cause. On comprend facilement combien il importe d'être renseigné de bonne heure sur la nature de ces affections pour pouvoir, d'une part, leur opposer un traitement approprié et, d'autre part, empêcher la contamination des personnes de l'entourage des malades. Le bacille de Koch est facile à mettre en lumière dans la plupart de ces cas. Le laboratoire peut donner ce renseignement immédiatement.

Pour la diphtérie, le sérum antitoxique, dit sérum de Roux, est un précieux moyen de traitement qui a fait diminuer le taux de la mortalité par cette maladie infectieuse dans des proportions jusque-là inconnues....

Or, on peut déterminer facilement, par des cultures rapides, si la maladie est due ou non au bacille de Loffler. En vingt-quatre heures au plus, en dix-huit heures le plus souvent, le laboratoire peut fixer les intéressés sur ce point.

Le laboratoire sera, au fur et à mesure des nouvelles découvertes, mis à même de rendre pour elles les mêmes services que pour le sérum de Roux.

En outre, le laboratoire a entrepris l'analyse bactériologique des eaux de la ville au point de vue des principaux microbes pathogènes, et il la renouvellera d'une façon régulière à époques fixes, et toutes les fois qu'une épidémie fera douter de la sécurité de la canalisation totale ou partielle des eaux.

Il nous reste à signaler particulièrement, comme le faisait le maire du Havre, M. Jules Siegfried, dans son arrêté du 24 juin 1879, la nécessité de procéder en toutes ces matières avec le plus grand tact et la prudence la plus avisée, de manière à concilier pleinement aux nouveaux organes municipaux de l'hygiène l'appui et le concours bienveillant de l'opinion publique. « Dans l'accomplissement de leur mission, disait M. Siegfried, les médecins du bureau d'hygiène éviteront avec le plus grand soin tout conflit avec la population, tout acte autoritaire qui ne serait pas motivé par un danger immédiat pour la santé publique. La nouvelle institution du bureau d'hygiène est d'une utilité incontestable, mais elle n'est pas encore dans nos mœurs et elle n'y pénétrera pas sans quelques froissements qu'il faut prévoir et adoucir. MM. les médecins du bureau d'hygiène devront toujours se souvenir que c'est par la persuasion qu'ils arriveront à la faire accepter et à lui faire rendre tous les services que l'on peut justement en attendre » (1).

(1) Dans l'exposé qui précède, il n'est pas question de l'organisation sanitaire de la

III

L'objet précis du règlement d'administration publique qui doit, aux termes de l'article 33 de la loi du 15 février 1902, déterminer les conditions d'organisation et de fonctionnement des bureaux d'hygiène, nous paraît être de consacrer un certain nombre de prescriptions de principe, jugées essentielles à l'exacte application de la loi dans les villes et communes qui en seront obligatoirement pourvues.

De plus, ces prescriptions nous paraissent devoir présenter un double caractère, à la fois *administratif* et *pratique*, conforme au caractère même de l'organisme institué, qui doit être par-dessus tout un instrument d'action pratique, assumant suivant les cas soit l'initiative, soit l'exécution, soit le contrôle de toutes les mesures sanitaires.

Le règlement à intervenir ne saurait toutefois entrer dans le détail des dispositions relatives au fonctionnement de chaque partie du service, et il y aurait à cela un motif suffisant dans le seul fait que ce règlement doit s'appliquer d'une manière obligatoire à toutes les villes ou communes visées par la loi.

C'est aux municipalités et conseils municipaux qu'il appartiendra, en se conformant aux principes généraux qui auront été définis, de réaliser cette adaptation au mieux des circonstances et des besoins locaux.

I (1). — Aux termes de l'article 19, § 2, le bureau d'hygiène est « un service municipal ».

Le législateur nous semble avoir suffisamment indiqué par ces mots qu'il entendait instituer un organisme distinct des autres services municipaux, et surtout des bureaux de la mairie.

---

ville de Paris. Celle-ci a été définie par la loi du 7 avril 1903, qui a réparti entre la préfecture de la Seine et la préfecture de police les attributions qu'avait prévues la loi du 15 février 1902 pour l'ensemble du territoire. A la préfecture de la Seine a été consécutivement institué, par arrêté préfectoral, le bureau d'hygiène de la ville de Paris, et à la préfecture de police un bureau de l'hygiène pour celles des mesures dont l'exécution lui incombe.

(1) Les chiffres romains en tête des différents développements correspondent aux articles du projet de décret ci-après.

Il ne saurait donc être satisfait à la loi par la création d'un *bureau administratif* tenu par un employé de mairie, même assisté d'un médecin plus ou moins dépendant. C'est d'un organisme spécial qu'il s'agit, d'un service technique, devant être dirigé par un technicien, avec le concours de collaborateurs et d'agents administratifs et techniques. Ce directeur doit assister le maire dans toutes les questions touchant à l'hygiène de la ville, être capable d'exercer, dans la limite de sa compétence spéciale et de ses attributions, une influence efficace auprès du conseil municipal, auprès des médecins, auprès des autres services, des établissements publics et privés, sur les populations elles mêmes... On ne saurait évidemment attendre cette influence d'une façon normale ni d'un simple bureau de mairie, ni du médecin chargé de l'assister.

Pour répondre au but vraiment utile qu'on se propose, le bureau d'hygiène doit donc être placé sous la direction d'un homme d'une compétence éprouvée en matière d'hygiène publique, et ce point nous paraît si important qu'il nous semble devoir faire l'objet des premières dispositions du règlement.

C'est en effet dans la désignation d'un directeur compétent, assisté d'un ou de plusieurs collaborateurs, employés ou agents techniques, suivant l'importance de la commune, que consistera essentiellement la constitution du bureau. Cette règle fondamentale, qui fait l'objet du paragraphe 1er de l'article premier du nouveau texte, a d'ailleurs le mérite de s'appliquer aussi bien aux petites stations thermales de plus de 2.000 habitants qu'aux plus grandes villes : le principe qu'elle formule est assez large pour toutes les situations.

Mais quelles sont les garanties de compétence qui doivent être exigées des directeurs de bureaux ?

Il convient tout d'abord de poser pour règle que le directeur doit en principe être docteur en médecine, les questions d'ordre médical dominant évidemment toute l'hygiène publique et privée. S'il se trouvait toutefois dans la commune une personne, non pourvue du titre de docteur en médecine, qui eût acquis, par des études spéciales dont il serait témoigné comme il sera dit ci après, une compétence particulière en matière d'hygiène et de salubrité, le choix de la municipalité pourrait se porter sur un tel spécialiste, mais dans ce cas un médecin devrait être adjoint au directeur du bureau.

En outre, la possession du diplôme de docteur en médecine doit elle être considérée comme constituant par elle-même une preuve suffisante de compétence en matière d'hygiène publique?

Les progrès réalisés par la science moderne dans le domaine de la pathogénie et de l'étiologie des maladies infectieuses, ainsi que dans l'utilisation des diverses sciences pour l'assainissement des milieux urbains et la salubrité des habitations, ont constitué en face de la médecine proprement dite, individuelle et curative, une médecine sociale, collective et préventive, qu'on pourrait appeler la science de la protection de la santé publique, et dont les principes, les enseignements et l'objet sont naturellement différents, et comportent des connaissances techniques spéciales et diverses. Il est en conséquence désirable que tout au moins les agents supérieurs de la protection de la santé publique puissent avoir reçu ces connaissances par un enseignement approprié, et en témoigner pour l'obtention des situations administratives qui leur sont confiées.

En particulier, pour ce qui concerne les directeurs des bureaux d'hygiène, il est à souhaiter qu'ils soient appelés à justifier de la possession d'un diplôme répondant à ces exigences.

Cette obligation ne saurait d'ailleurs atteindre ceux des directeurs de bureaux d'hygiène qui, préalablement à la loi du 15 février 1902, ont précisément, par les services rendus pendant de nombreuses années et par leur compétence reconnue, permis l'élaboration de la nouvelle législation sanitaire. Le diplôme pourrait leur être délivré à la suite d'un examen sur titres, de même qu'à certaines personnes d'une autorité reconnue en ces matières.

Mais l'obligation de posséder un diplôme spécial devrait être imposée en principe pour toutes les situations nouvelles de directeurs auxquelles il sera pourvu dans la mise à exécution du règlement d'administration publique.

Le diplôme que nous envisageons, contrairement à ce qui se passe dans plusieurs grands pays étrangers, n'existe pas encore dans notre pays. Il serait institué par arrêté du ministre de l'intérieur après avis du Comité consultatif d'hygiène, et les fonctions de la nature de celles dont il s'agit seraient en principe réservées à des titulaires. L'utilité d'une telle création, qui ne manquerait pas de favoriser le développement d'un haut enseignement technique destiné à former des hygiénistes et qui donnerait la plus large impulsion aux recherches du même ordre, ne saurait être mise en doute aujourd'hui; et les tentatives partielles qui se sont produites depuis peu dans le même sens sur un grand nombre de points permettent de dire qu'elle répondrait aux vœux actuels et pressants de ceux qui se préoccupent de l'avenir de l'hygiène publique dans notre pays. Elle devrait être réalisée, et la possession du diplôme envisagé, par les directeurs de bureaux d'hygiène, constituerait tout à la fois une garantie précieuse pour les villes et un élément important d'autorité morale pour eux-mêmes.

Au point de vue de l'installation matérielle du service, il est indispensable qu'un local spécial pourvu du matériel nécessaire soit affecté au bureau d'hygiène dans les bâtiments municipaux.

En outre, il est évident que le bureau d'hygiène doit comprendre un laboratoire d'hygiène, au moins dans les villes de plus de 20.000 habitants. Ce laboratoire est indispensable pour permettre au bureau de faire dans le moindre délai toutes recherches bactériologiques, épreuves de contrôle pour la désinfection, analyses d'eau, examen de substances alimentaires, etc., etc., et par suite d'assurer son action d'une manière à la fois éclairée et autorisée.

II. — En tant que service municipal, le bureau d'hygiène tombe sous l'application des principes généraux formulés par la loi municipale du 5 avril 1884, qui décide notamment dans son article 61, que « le conseil municipal règle par ses délibérations les affaires de la commune. »

C'est donc à l'assemblée communale qu'il appartiendra de déterminer en fait les conditions d'organisation et de fonctionnement du bureau d'hygiène.

Mais le droit du conseil municipal sera limité par les dispositions du présent règlement d'administration publique.

Il importait en conséquence de donner à l'administration supérieure le moyen de contrôler d'une manière efficace si les dispositions prévues par l'assemblée communale satisferaient à la loi. Dans ce but, le Comité avait pensé tout d'abord qu'il serait possible de soumettre les délibérations prises en ces matières par les conseils municipaux à l'approbation du préfet, mais cette prescription a été jugée contraire aux principes de la législation communale.

Pour y suppléer, il pourrait être fait application d'une procédure qui donnerait sensiblement les mêmes garanties, tout en se référant expressément aux prescriptions légales. Le conseil départemental d'hygiène recevrait communication des délibérations prises par les conseils municipaux pour la création et l'organisation des bureaux d'hygiène et il émettrait un avis sur ces délibérations. Si, sur le vu des observations présentées par le conseil départemental d'hygiène, le préfet estimait que les conditions d'organisation et de fonctionnement adoptées par le conseil municipal équivalent au défaut d'organisation tel qu'il est prévu par le paragraphe 5 de l'article 26 de la loi du 15 février 1902, il inviterait, par un arrêté motivé, le conseil municipal à compléter sa délibération.

Dans le cas où le conseil municipal n'adopterait pas les modifications demandées par le préfet, il serait statué, s'il y avait lieu, sur les conditions d'organisation et de fonctionnement du bureau d'hygiène par un décret en forme de règlement d'administration publique, par application de l'article susmentionné.

Cette procédure présente l'avantage de se rattacher directement aux dispositions du paragraphe 5 de l'article 26 de la loi, aux termes duquel : « à défaut par les villes... d'organiser... les bureaux d'hygiène et d'en assurer le fonctionnement.... il y sera pourvu par des décrets en forme de règlements d'administration publique. » L'application méthodique de cette disposition, dans tous les cas où la nécessité en apparaîtrait, est de nature à assurer dans les meilleures conditions celle de la loi elle-même, et nous ne pouvons que proposer au Comité de s'y référer dans les termes indiqués ci-dessus.

III. — Le Comité avait également manifesté le désir de soumettre la désignation du directeur du bureau à l'agrément du préfet; mais sur ce point encore il n'a pas paru possible de déroger aux principes généraux du droit municipal, formulés notamment à cet égard par l'article 88 de la loi du 5 avril 1884.

Cet article est ainsi conçu : « Le maire nomme à tous les emplois communaux pour lesquels les lois, décrets et ordonnances actuellement en vigueur ne fixent pas un droit spécial de nomination. Il suspend et révoque les titulaires de ces emplois. Il peut faire assermenter et commissionner les agents nommés par lui, mais à la condition qu'ils soient agréés par le préfet ou le sous-préfet ».

C'est donc au maire qu'il appartient de nommer le personnel du bureau d'hygiène, c'est-à-dire de désigner les titulaires des emplois créés à ce titre par le conseil municipal ; de les suspendre ou de les révoquer le cas échéant, et de les faire assermenter, sous réserve de l'agrément du préfet ou du sous-préfet, s'il y a lieu.

IV. — Le but précis de l'institution des bureaux d'hygiène, et par suite leur mission principale et obligatoire, consistent dans l'application des dispositions de la loi du 15 février 1902, en ce qu'elles ont de plus particulièrement municipal.

Nous en avons donné dans la première partie de ce rapport l'énumération détaillée qui, si l'on suit l'ordre des articles de la loi, doit être la suivante : Préparation et contrôle de l'exécution de l'arrêté sanitaire municipal (art. 1, 2 et 3) ; réception des déclarations (art. 4 et 5) ; vaccination et revaccination obligatoires, dans la mesure où elles relèvent de l'autorité municipale (art. 6) ; désinfection (art. 7) (dans les villes de plus de 20.000 habitants) ; contrôle de l'assainissement général de la localité (eaux et égouts) (art. 9) ; surveillance de la qualité des eaux utilisées pour l'alimentation (art. 10) ; délivrance du permis de construction (art. 11) (dans les villes de plus de 20.000 habitants) : assainissement des immeubles insalubres (art. 12 à 17) ; initiative et contrôle en matière d'expropriation pour cause d'insalubrité (art. 18) ; statistique démographique et sanitaire, spécialement en ce qui concerne la morbidité et la mortalité (art. 9 et ensemble de la loi).

En outre, les bureaux d'hygiène peuvent et doivent également exercer les attributions sanitaires conférées aux maires par d'autres textes de lois ou de règlements. Cette solution est conforme aux indications des travaux préparatoires et notamment du rapport présenté au Sénat par M. le Prof[r] Cornil, où il était dit :

Tous les services municipaux déjà existants, tels que la visite des filles soumises et des maisons publiques, l'inspection et la surveillance des abattoirs, l'inspection de la boucherie et des denrées alimentaires, celles des halles et marchés au point de vue de l'hygiène, l'inspection médicale des enfants dans les écoles et les crèches, etc., etc., pourront être rattachés au bureau de l'hygiène.

Toutefois, dans ce cas il y aura lieu d'établir un compte spécial pour les dépenses de cet ordre, qui ne pourraient entrer en concours pour la participation des départements et de l'État prévue par l'article 26, puisqu'elles ne résulteront pas de la loi du 15 février 1902.

Enfin l'on peut envisager l'intervention facultative du bureau d'hygiène dans une autre hypothèse, voisine d'une de celles prévues par la loi du 15 février 1902, mais cependant différente. La loi prévoit l'intervention du maire, et par conséquent du bureau d'hygiène là où elle institue cet organe, pour l'assainissement des immeubles ou logements *insalubres*. Il serait très désirable qu'il puisse également intervenir, sur la demande des propriétaires ou de leurs représentants, pour vérifier la salubrité des immeubles ou logements *salubres*.

Cette vérification aurait pour objet précis de constater et de dire si les immeubles, appartements ou logements soumis par leurs propriétaires à l'examen du bureau présentent toutes les conditions d'hygiène et de salubrité requises par la loi du 15 février 1902 et l'arrêté municipal portant règlement sanitaire.

La constatation envisagée résultera désormais, pour les maisons neuves, du permis de construction institué dans les villes de plus de 20.000 habitants par l'article 11 de la loi. Il serait équitable de pouvoir assurer le même bénéfice, consistant dans la reconnaissance de la conformité des dispositions immobilières aux prescriptions des lois et règlements sanitaires, soit aux maisons qui auraient été construites avant la loi du 15 février 1902 dans des conditions de salubrité parfaites, soit aux maisons anciennes que leurs propriétaires auraient transformées ou transformeraient à grands frais, pour qu'elles remplissent à l'avenir les mêmes conditions.

Tel est l'objet du deuxième paragraphe de l'article 4 qui permet au bureau d'hygiène d'intervenir dans cette hypothèse sur la demande des propriétaires.

Mais il ne suffirait pas de déterminer les attributions éventuelles des bureaux d'hygiène, si l'on ne prenait soin d'envisager en même temps et de résoudre une question particulièrement importante et délicate, dont dépend dans une large mesure l'efficacité des efforts qu'ils pourront tenter dans la limite de ces attributions et, par suite, la bonne application de la loi elle même.

C'est la question des rapports entre les bureaux d'hygiène et les autres services municipaux.

Un grand nombre d'affaires intéressant l'hygiène ou la salubrité publique peuvent en effet relever plus directement de services spéciaux, tels que ceux de l'état civil, de la voirie, des eaux, des égouts, etc. Il est indispensable d'assurer à ces rouages distincts, lorsqu'ils sont appelés à concourir avec le bureau d'hygiène à la même œuvre de protection sanitaire, un fonctionnement harmonique.

C'est dans ce sens qu'une disposition insérée dans le règlement d'administration publique en préparation, ou à son défaut, dans les instructions ministérielles qui en assureront l'application, devra définir le fonctionnement loyal et logique d'un organisme destiné à être le pivot essentiel, nécessaire, de toute hygiène urbaine.

Au reste, les maires comprendront eux-mêmes la haute garantie résultant pour leur responsabilité, dans les questions intéressant la protection sanitaire de la population, de l'avis éclairé d'un service technique uniquement consacré à cet objet.

V, VI et VII. — Enfin, certaines communes pourront avoir intérêt à utiliser la faculté qui leur est ouverte, en principe, par la loi du 22 mars 1890 et l'article 2, § 3, de la loi du 15 février 1902, de se constituer en syndicat pour assurer dans de meilleures conditions l'organisation et le fonctionnement d'un bureau d'hygiène commun. Un certain nombre de communes de la banlieue de Paris, dont les territoires sont contigus ou voisins, peuvent notamment se trouver dans cette situation. Il y a lieu de leur confirmer expressément par une disposition du règlement la possibilité d'exercer cette faculté en cette matière.

Les dispositions du dit règlement sont d'ailleurs applicables à la ville de Paris et aux communes du département de la Seine dans les termes et les limites spécifiés par la loi du 7 avril 1903.

Nous proposons en conséquence au Comité consultatif d'approuver dans son ensemble le texte ci-après, avec le sentiment que l'institution de bureaux d'hygiène organisés et fonctionnant conformément à ses dispositions réaliserait un progrès considérable dans l'armement sanitaire de notre pays.

Projet de règlement.

Article premier. — Le service municipal prévu par l'article 19, § 2, de la loi du 15 février 1902, sous le nom de bureau d'hygiène, comprend essentiellement un directeur chef de service, assisté d'un ou de plusieurs collaborateurs, employés ou agents techniques, suivant l'importance des communes qui doivent en être pourvues.

Le directeur du bureau d'hygiène doit en principe être docteur en médecine. Lorsqu'il est fait exception à cette règle, un médecin doit être adjoint au directeur.

Dans le délai de trois années à partir de la promulgation du présent décret, tous les directeurs de bureaux d'hygiène, docteurs en médecine ou non, devront justifier de la possession d'un diplôme d'hygiéniste public délivré par un jury délégué à cet effet par le ministre de l'intérieur, conformément à un programme fixé par le ministre de l'intérieur après avis du Comité consultatif d'hygiène publique de France et revisé tous les cinq ans.

Le diplôme pourra être délivré à la suite d'un examen sur titres, soit aux directeurs de bureaux d'hygiène en fonctions depuis plus de cinq ans à partir de la publication du présent décret, soit à d'autres personnes, sur avis conforme du Comité consultatif d'hygiène publique de France.

Un local spécial est affecté au bureau d'hygiène, qui, dans les villes de plus de 20.000 habitants, comprend un laboratoire d'hygiène.

Art. 2. — Les délibérations des conseils municipaux créant les bureaux d'hygiène et réglementant leur organisation et leur fonctionnement sont communiquées par le préfet au conseil départemental d'hygiène.

Si, sur le vu des observations présentées par le conseil départemental d'hygiène, le préfet estime que les conditions d'organisation et de fonctionnement adoptées par le conseil municipal équivalent au défaut d'organisation tel qu'il est prévu par le paragraphe 5 de l'article 26 de la loi du 15 février 1902, il invite, par un arrêté motivé, le conseil municipal à délibérer de nouveau.

Au cas où le conseil municipal n'adopte pas les modifications demandées par le préfet, il est statué s'il y a lieu sur les conditions d'organisation et de fonctionnement du bureau d'hygiène par un décret en forme de règlement d'administration publique, par application de l'article susmentionné.

Art. 3. — Les dispositions de l'article 88 de la loi du 5 avril 1884 sont applicables aux divers emplois du bureau d'hygiène.

Art. 4. — Indépendamment des attributions conférées au bureau d'hygiène pour l'application des dispositions de la loi du 15 février 1902 et qui concernent notamment la préparation de l'arrêté sanitaire municipal et le contrôle de son exécution, la réception des déclarations de maladies, la vaccination dans la mesure où elle relève de l'autorité municipale, l'assainissement général de la commune, la surveillance de la qualité des eaux servant à l'alimentation, l'assainissement et l'expropriation des immeubles insalubres, la statistique démographique et sanitaire et, seulement dans les villes de 20.000 habitants et au-dessus, la désinfection et le visa préalable du permis de construction, le bureau d'hygiène peut encore être chargé d'attributions sanitaires résultant d'autres lois ou règlements.

Sur la demande des propriétaires ou de leurs représentants, le bureau d'hygiène vérifie si les immeubles, appartements ou logements qui lui sont signalés présentent les conditions d'hygiène et de salubrité requises par la loi du 15 février 1902 et l'arrêté municipal portant règlement sanitaire.

L'avis du directeur du bureau d'hygiène est obligatoire pour toutes les affaires ressortissant à d'autres services qui mettraient directement ou indirectement en jeu l'application de la loi du 15 février 1902 ; cet avis est transmis, s'il y a lieu, par le maire au service ou à l'autorité intéressée et doit être mentionné dans la décision à intervenir.

Les dépenses résultant de l'exercice des attributions facultatives doivent faire l'objet d'un compte spécial.

Art. 5. — Un bureau d'hygiène unique pourra être constitué pour plusieurs communes lorsqu'elles auront été autorisées à se syndiquer conformément à la loi du 22 mars 1890 et à l'article 2, § 3, de la loi du 15 février 1902.

Art. 6. — En ce qui concerne la ville de Paris et les communes du département de la Seine, les dispositions du présent règlement sont applicables dans les termes et les limites spécifiés par la loi du 7 avril 1903.

Art. 7. — Le ministre de l'intérieur est chargé de l'exécution du présent décret qui sera publié au *Journal officiel* et inséré au *Bulletin des lois*.

Projet de règlement approuvé par le Comité consultatif d'hygiène publique de France, en assemblée générale, le 30 janvier 1905.

2e RAPPORT : 19 février 1906.

Mode de nomination des directeurs

(Application de l'article 2 du décret du 3 juillet 1905).

L'article 2 du décret du 3 juillet 1905, relatif aux conditions d'organisation et de fonctionnement des bureaux municipaux d'hygiène, stipule que « le maire nommera le chef de service parmi les personnes reconnues aptes à raison de leurs titres par le Comité consultatif d'hygiène publique de France (1). Les directeurs en fonction des bureaux d'hygiène actuellement existants sont dispensés de l'obligation de soumettre leurs titres au Comité consultatif d'hygiène publique de France. »

Consultée sur l'application de cet article, la deuxième section avait proposé il y a déjà plusieurs mois, qu'il fût procédé, par le Conseil à l'appréciation des titres des candidats à la direction des bureaux d'hygiène, sous la réserve qu'en cas d'insuffisance des titres acquis, les candidats pourraient demander à prouver leur aptitude par un examen spécial.

La section permanente a délibéré à son tour sur cette proposition et s'est efforcée de prévoir les conditions dans lesquelles sa mise à exécution pourrait être réalisée. Elle a d'ailleurs été unanime à penser qu'il était nécessaire que la décision à émettre sur un sujet aussi important émanât de l'assemblée générale elle-même du Conseil supérieur et que celui-ci fût appelé à statuer définitivement à cet égard.

Le Conseil supérieur s'est déjà prononcé à plusieurs reprises antérieurement, bien que dans des conditions différentes, sur la question qui lui est actuellement soumise.

Le premier projet de décret, élaboré par ses soins, relativement

(1) Le Comité a pris depuis lors, en vertu d'une loi du 29 janvier 1906 le titre de « Conseil supérieur ».

à l'organisation et au fonctionnement des bureaux d'hygiène contenait une disposition ainsi conçue :

Le directeur des bureaux d'hygiène doit être docteur en médecine, sauf exception approuvée par décision préfectorale après avis du conseil départemental d'hygiène. Ce directeur est choisi autant que possible, ..., à la suite de concours sur épreuves ou sur titres, portant principalement sur des matières d'hygiène et de salubrité publique.

Ce texte fut adopté par l'assemblée générale du Conseil à la date du 21 mars 1904.

Postérieurement, et à la suite du retrait du projet de l'ordre du jour du Conseil d'État, le Conseil fut amené à examiner de nouveau cette question, et, sur le désir exprimé par l'administration, en même temps que pour donner satisfaction aux vœux aussi pressants que légitimes émis au sein de la deuxième section, il fut décidé d'exiger à l'avenir des nouveaux directeurs de bureaux d'hygiène la possession d'un diplôme spécial, témoignant de la compétence qui leur est nécessaire.

L'assemblée générale adopta sur ce point, à l'unanimité, le 30 janvier 1905, le texte suivant :

Le directeur du bureau d'hygiène doit en principe être docteur en médecine. Lorsqu'il est fait exception à cette règle, un médecin doit être adjoint au directeur. Dans le délai de trois années à partir de la promulgation du présent décret, tous les directeurs de bureaux d'hygiène, docteurs en médecine ou non, devront justifier de la possession d'un diplôme d'hygiéniste public délivré par un jury délégué à cet effet par le ministre de l'intérieur, conformément à un programme fixé par le ministre de l'intérieur après avis du Comité consultatif d'hygiène publique de France et remis tous les cinq ans.

Le diplôme pourra être délivré à la suite d'un examen sur titres, soit aux directeurs de bureaux d'hygiène en fonction depuis plus de cinq ans à partir de la publication du présent décret, soit à d'autres personnes, sur avis conforme du Comité consultatif d'hygiène publique de France.

Le Conseil d'État, saisi de cette rédaction, lui a préféré une formule plus large, et le texte adopté par lui à cet égard — texte qui est devenu l'article 2 du décret du 3 juillet dernier — remet seulement au Comité consultatif, — dans les termes que nous avons rappelés ci-dessus — le soin de déterminer ou de désigner « les personnes reconnues aptes à raison de leurs titres » parmi lesquelles les maires devront nommer les directeurs des bureaux d'hygiène.

Cette formule a pour conséquence de poser de nouveau la question devant le Conseil supérieur.

Le Conseil décidera-t il, conformément à sa première délibération du mois de mars 1904, que les docteurs en médecine sont reconnus aptes, en principe, aux fonctions dont il s'agit, sous réserve de reconnaître également la même aptitude aux candidats non docteurs qui justifieraient individuellement des connaissances spéciales envisagées? Ou bien n'admettra-t-il comme « aptes en raison de leurs titres » et conformément à sa seconde délibération de janvier 1905, que les titulaires du diplôme spécial d'hygiéniste public dont la création lui a paru s'imposer à cette époque? Ou bien encore examinera-t-il individuellement toutes les candidatures qui lui seraient soumises, comme le prévoyait la deuxième section, en vue de décider d'après les diverses circonstances de fait invoquées par chacun si les candidats peuvent être considérés, en raison de leurs titres, comme aptes aux fonctions envisagées?

Aucune considération d'ordre théorique ne saurait être invoquée pour modifier l'opinion unanime du Conseil supérieur, telle qu'elle a été exprimée dans le texte adopté par lui le 30 janvier 1905 en ce qui concerne l'intérêt primordial qui s'attache à la possession d'un diplôme spécial d'études d'hygiène pour les directeurs des bureaux municipaux.

L'enseignement de l'hygiène, et surtout celui qui doit être appliqué aux fonctions sanitaires, commence à peine à être organisé en France; il est encore loin de répondre aux nécessités de l'application pratique de la loi du 15 février 1902 et de nos autres lois d'hygiène publique. On n'en doit qu'être plus reconnaissant à ceux de nos collègues qui ont réussi ou qui s'efforcent de porter remède à cette situation dans des conditions presque toujours extrêmement difficiles et pénibles.

Cette question a été maintes fois exposée au Conseil par l'un de nous; elle a fait l'objet de très nombreuses et pressantes observations au cours de l'elaboration de la loi. Nous n'avons pas d'ailleurs à la rappeler ici autrement que pour mémoire et pour justifier les propositions au moins provisoires que le Conseil est appelé à faire, jusqu'à ce qu'il ait été remédié à l'état de choses actuellement existant.

Un puissant intérêt d'ordre pratique, résultant des faits exmêmes, s'oppose donc actuellement à ce que la possession du diplôme ou du certificat spécial soit exigée d'une façon exclusive des candidats. Le diplôme spécial d'hygiéniste public, ou certificat d'études d'hygiène, a été créé depuis quelques mois à peine par un très petit nombre d'universités, alors que 150 villes ont à organiser d'urgence, conformément à la loi du 15 février 1902, les services municipaux qui doivent se consacrer à l'application de cette loi, qui date déjà de quatre ans.

Quant au titre de docteur en médecine, la question de savoir s'il pourrait être admis par lui-même comme *titre suffisant* a été spécialement examinée par la section permanente qui s'est expressément prononcé pour la négative, en raison de ce que les fonctions de directeur du bureau d'hygiène ne peuvent être utilement exercées que par des spécialistes de l'hygiène publique, qui devront en conséquence justifier de leur compétence même s'ils sont docteurs en médecine, comme cela est vivement désirable, par des titres particuliers.

Dès lors, malgré le lourd travail devant en résulter et en dépit des difficultés de cette tâche complexe et délicate, on ne peut envisager d'autres moyens pour le Conseil supérieur de s'acquitter de la mission qui lui incombe que de procéder à l'examen individuel des titres de tous les candidats qui se présenteraient éventuellement devant lui.

Serait-il possible toutefois de subordonner *l'admissibilité* des candidats à la possession de certains titres considérés comme essentiels et en l'absence desquels les candidatures ne pourraient être prises en considération ? Le titre auquel nous pensons en formulant cette interrogation est précisément celui de docteur en médecine, mais il a toujours été reconnu, même quand il était question de l'admettre comme preuve d'aptitude suffisante, que cette disposition ne pourrait avoir un caractère exclusif et que des exceptions pourraient être admises. L'on est ainsi amené à reconnaître que tout citoyen français pourrait faire valoir auprès du Conseil supérieur les titres qu'il croirait posséder. Dès lors l'indication envisagée en tant que relative à l'admissibilité des candidatures n'aurait pas de raison d'être, puisqu'elle ne dispenserait pas d'examiner toutes celles qui se présenteraient.

Dans ces conditions les demandes pourront-elles être présentées librement et directement par les candidats eux-mêmes, ou bien le

Conseil n'acceptera-t-il que les candidatures présentées par les maires en vue d'une nomination à un poste déterminé? Cette dernière manière de faire aurait l'inconvénient de restreindre considérablement le champ d'intervention du Conseil qui, dans un grand nombre de cas, risquerait de ne se prononcer pour chaque poste que sur un seul candidat présenté. Il est aisé de comprendre que, s'il en était ainsi, la prescription de l'article 2 du décret d'après laquelle le maire nomme « parmi les personnes reconnues aptes » ne serait pas respectée. Il semble donc qu'il y ait lieu d'admettre que tout candidat pourra s'adresser directement au ministre, en indiquant d'ailleurs expressément le bureau pour lequel il pose sa candidature.

Le dossier de chaque demande en reconnaissance d'aptitude devra être constitué conformément aux prescriptions officielles.

Il consistera essentiellement en une demande exposant les titres du candidat, c'est-à-dire ses diplômes, travaux ou services touchant l'hygiène publique, et accompagnée de toutes justifications ou références, dûment certifiées, permettant d'apprécier les antécédents invoqués ou les connaissances du candidat.

Il y aurait assurément le plus grand intérêt à pouvoir déterminer d'une manière, même approximative et générale, quels sont les titres qui pourraient en fait entraîner la reconnaissance d'aptitude, ne serait-ce que pour écarter d'avance toutes candidatures qui n'auraient aucune chance de succès.

Il en est pour lesquels il ne paraît pas possible en principe d'exprimer un doute, tel que celui de professeur d'hygiène d'une faculté ou école de l'État, d'ancien directeur d'un service de santé dans l'armée, la possession d'un diplôme spécial d'hygiéniste délivré par une université, par l'État ou par des instituts placés sous le contrôle de l'État ou agréés par lui. Pour d'autres au contraire serait laissée librement à la commission la faculté d'apprécier la valeur des titres présentés. Il en serait ainsi notamment pour le diplôme d'État de docteur en médecine, appuyé de travaux personnels en matière d'hygiène publique ou d'une participation active à des services d'hygiène en rapport avec l'application des dispositions de la loi du 15 février 1902. Ces titres seraient entièrement réservés à l'appréciation de la commission.

Il a semblé plus juste de n'apporter aucune limite ni aucune entrave à l'examen des titres et de ne créer aucune catégorie spéciale de candidatures.

Nous pensons que le droit d'établir cette procédure ne saurait être contesté au Conseil supérieur, sous réserve de la latitude laissée aux candidats d'être entendus, s'ils le demandent, par la commission.

Les décisions prises par la commission à la suite de l'examen sur titres pourraient donner lieu à un cours devant l'assemblée générale.

Tant qu'on n'aura pas constitué en France, répétons-le, l'enseignement pratique de l'hygiène appliquée aux fonctions sanitaires, il faudra se contenter de mesures d'une réalisation immédiate plus facile, et s'efforcer de les entourer du maximum de garanties qu'on peut actuellement exiger.

Les propositions que nous sommes chargés de vous présenter, à la suite de cet exposé, volontairement sommaire, sont les suivantes, telles qu'elles ont reçu l'assentiment de la section permanente :

Projet de résolution.

Dans un délai de quinze jours après l'arrêté du maire portant organisation du bureau municipal d'hygiène, un avis, faisant connaître la vacance ouverte et le traitement attribué, est publié au *Journal officiel*.

A l'expiration d'un nouveau délai de vingt jours fixé par cet avis, les dossiers des candidats sont soumis à l'examen d'une commission spéciale, dont les membres sont choisis parmi les membres du Conseil supérieur d'hygiène publique de France et désignés par celui-ci, chaque année, en assemblée générale.

Cette commission est présidée par le président du Conseil; elle comprend en outre le vice-président, l'inspecteur général des services sanitaires, quatre médecins, un administrateur, un ingénieur ou architecte et un chimiste.

Les demandes des candidats sont adressées au ministre de l'intérieur. Elles visent spécialement un poste déterminé et sont accompagnées de leurs titres, justifications ou références permettant d'apprécier les connaissances scientifiques et administratives et la notoriété acquise par des titres ou des fonctions antérieures.

Les candidats peuvent être entendus par la commission.

Celle-ci dresse, par ordre alphabétique, une liste des candidats qu'elle a reconnus aptes à exercer le poste de directeur du bureau d'hygiène pour lequel les demandes lui ont été soumises. Cette liste est immédiatement notifiée au maire par l'entremise du préfet et portée à la connaissance des intéressés.

Un recours est ouvert aux candidats qui n'auraient pas été inscrits sur cette liste devant l'assemblée générale du Conseil supérieur d'hygiène publique de France.

Projet de résolution approuvé par le Conseil supérieur d'hygiène publique de France, en assemblée générale, le 19 février 1906.

3e RAPPORT : 19 février 1906.

DÉSIGNATION DES COMMUNES STATIONS THERMALES AUXQUELLES DOIT S'APPLIQUER L'OBLIGATION DU BUREAU D'HYGIÈNE

L'article 19 de la loi du 15 février 1902 rend obligatoire l'installation de bureaux municipaux d'hygiène « dans les villes de 20.000 habitants et au-dessus, et dans les communes d'au moins 2.000 habitants qui sont le siège d'un établissement thermal ».

La détermination des villes dont la population dépasse 20.000 habitants ne présente aucune difficulté. D'après les données du dernier recensement, qui est actuellement celui de 1901, le nombre des villes de cette catégorie est de 124. Ce chiffre sera probablement un peu augmenté par le recensement nouveau auquel il va être procédé le 4 mars.

Quant aux communes de 2.000 à 20.000 habitants « possédant un établissement thermal », leur désignation soulève au contraire une difficulté délicate, en ce qu'elle implique la définition préalable de ce genre d'établissements, et l'appréciation des conditions de fait qui s'y rattachent.

Cette difficulté a déjà été envisagée lors de l'élaboration du projet de décret sur les bureaux d'hygiène qui a fait l'objet de notre rapport du 31 janvier 1905 (1) et qui est devenu le règlement du 3 juillet 1905.

Les données générales, exprimées à titre d'indications dans le rapport susvisé, ne se traduisaient d'ailleurs par aucune disposition précise du projet de règlement et il n'est pas douteux que l'application pure et simple des chiffres minima de 10 baignoires et de 300 malades pouvait conduire dans certains cas à considérer comme stations thermales des communes qui ne le sont pas en réalité.

Aussi l'administration a-t-elle jugé nécessaire de procéder à un examen individuel de la situation des communes visées, et d'en présenter les résultats au Conseil supérieur pour l'appeler à se prononcer d'une façon expresse sur chacune d'elles.

Dans ce but, les préfets des départements auxquels appartiennent ces communes ont été invités à faire connaître leur avis au Conseil par un rapport circonstancié exposant notamment l'importance des établissements, le nombre des malades ou des personnes étrangères à la localité qui les fréquentent, la nature et le nombre des opérations qui y sont pratiquées, les besoins de la salubrité locale, etc.. Il était indiqué que ce rapport pourrait être très utilement confié à un délégué du conseil d'hygiène départemental et accompagné d'une délibération de l'assemblée.

Les stations d'une importance notoire, et sur lesquelles aucun doute ne semblait pouvoir être élevé quant à l'applicabilité de l'article 19, en ce qui les concerne, ont d'ailleurs été laissées en dehors de cette consultation des préfets. Ces stations sont celles de Bourbon-l'Archambault, Cusset, Néris, Vichy, Vals, Bagnères-de Luchon, Cazaubon-Barbotan, Allevard, Dax, Bourbonne, Saint-Amand, le Mont-Dore, Salins-de-Béarn, Bagnères-de-Bigorre, Prats-de Mollo la Preste, Luxeuil, Aix-les-bains, Évian et Enghien.

Celles pour lesquelles les préfets ont été consultés sont donc celles de: Digne, Cransac, Villefranche, Evaux, Sauve, Lons-le-Saunier, Salins, Casteljaloux, Sermaize, Cambo, Laruns, Bourg-Saint-Maurice, Saint-Gervais, Thonon, Lacaune, le Luc, Bains et Bussang.

Les réponses reçues des préfectures accusent les propositions suivantes:

---

(1) Voir ci-dessus page 4.

Avis favorables, c'est-à-dire en faveur de l'application de l'article 19 à la localité et de la création d'un bureau d'hygiène :

Aveyron	Cransac.
Jura	Salins. Lons-le-Saunier.
Pyrénées (Basses-)	Cambo. Laruns.
Savoie (Haute-)	Saint-Gervais. Thonon.
Tarn	Lacaune.

Avis douteux, proposition d'ajournement :

Alpes (Basses-)	Digne.
Marne	Sermaize.
Vosges	Bains.

Avis défavorables :

Aveyron	Villefranche.
Lot-et-Garonne	Casteljaloux.
Var	Le Luc.
Vosges	Bussang.

Les réponses définitives des préfets ne sont pas encore parvenues en ce qui concerne les communes de :

Creuse	Évaux.
Gard	Sauve.
Savoie	Bourg-Saint-Maurice.

Après examen de chaque cas particulier, d'après les documents généraux dont ils disposent et les rapports qui leur ont été soumis, vos rapporteurs vous proposent d'émettre l'avis que l'article 19 de la loi du 15 février 1902 est applicable aux communes ci-après, en tant que possédant des établissements thermaux :

Allier	Bourbon-l'Archambault. Cusset. Néris. Vichy.
Alpes (Basses-)	Digne.
Ardèche	Vals.
Aveyron	Cransac.

Garonne (Haute-)	Bagnères-de-Luchon.
Gers	Cazaubon-Barbotan.
Isère	Allevard.
Jura	Lons-le-Saunier. Salins.
Landes	Dax.
Marne (Haute-)	Bourbonne.
Nord	Saint-Amand.
Puy-de-Dôme	Mont-Dore.
Pyrénées (Basses-)	Cambo. Laruns. Salies-de-Béarn.
Pyrénées (Hautes-)	Bagnères-de-Bigorre.
Pyrénées-orientales	Prats-de Mollo (La Preste)
Saône (Haute-)	Luxeuil.
Savoie	Aix.
Savoie (Haute-)	Évian. Saint-Gervais. Thonon.
Seine-et-Oise	Enghien.
Tarn	Lacaune.
Vosges	Bains. Bussang.

En ce qui concerne la commune de Bussang, nous signalons que nos propositions sont en contradiction avec celles du préfet, mais que cette commune nous paraît remplir complètement les conditions visées par l'article 19 de la loi.

Nous pensons par contre qu'il convient de reconnaître que l'article 19 de la loi de 1902 n'est pas applicable, au moins pour le moment, aux communes ci-après, comme ne possédant pas actuellement un établissement thermal suffisamment important pour pouvoir être considéré comme tel au point de vue de la mise en œuvre de la loi :

Aveyron	Villefranche.
Lot-et-Garonne	Casteljaloux.
Marne	Sermaize.
Var	Le Luc.

Nous devrons présenter des propositions ultérieures en ce qui concerne les communes de :

Creuse	Évaux.
Gard	Sauve.
Savoie	Bourg-Saint-Maurice.

De même nous pourrons être amenés à formuler de nouvelles

propositions, après le recensement du 4 mars prochain, en ce qui concerne les communes, possédant des établissements thermaux, dont la population serait devenue, depuis 1901, supérieure à 2.000 habitants.

C'est dans ces conditions, Messieurs, que nous avons l'honneur de vous soumettre nos conclusions.

Ces conclusions ont été approuvées par le Conseil supérieur d'hygiène publique de France dans son assemblée générale du 19 février 1906, après examen et vote successifs pour chacune des communes envisagées.

MELUN. IMPRIMERIE ADMINISTRATIVE. — Int. 1139-06, n° 286.

f01

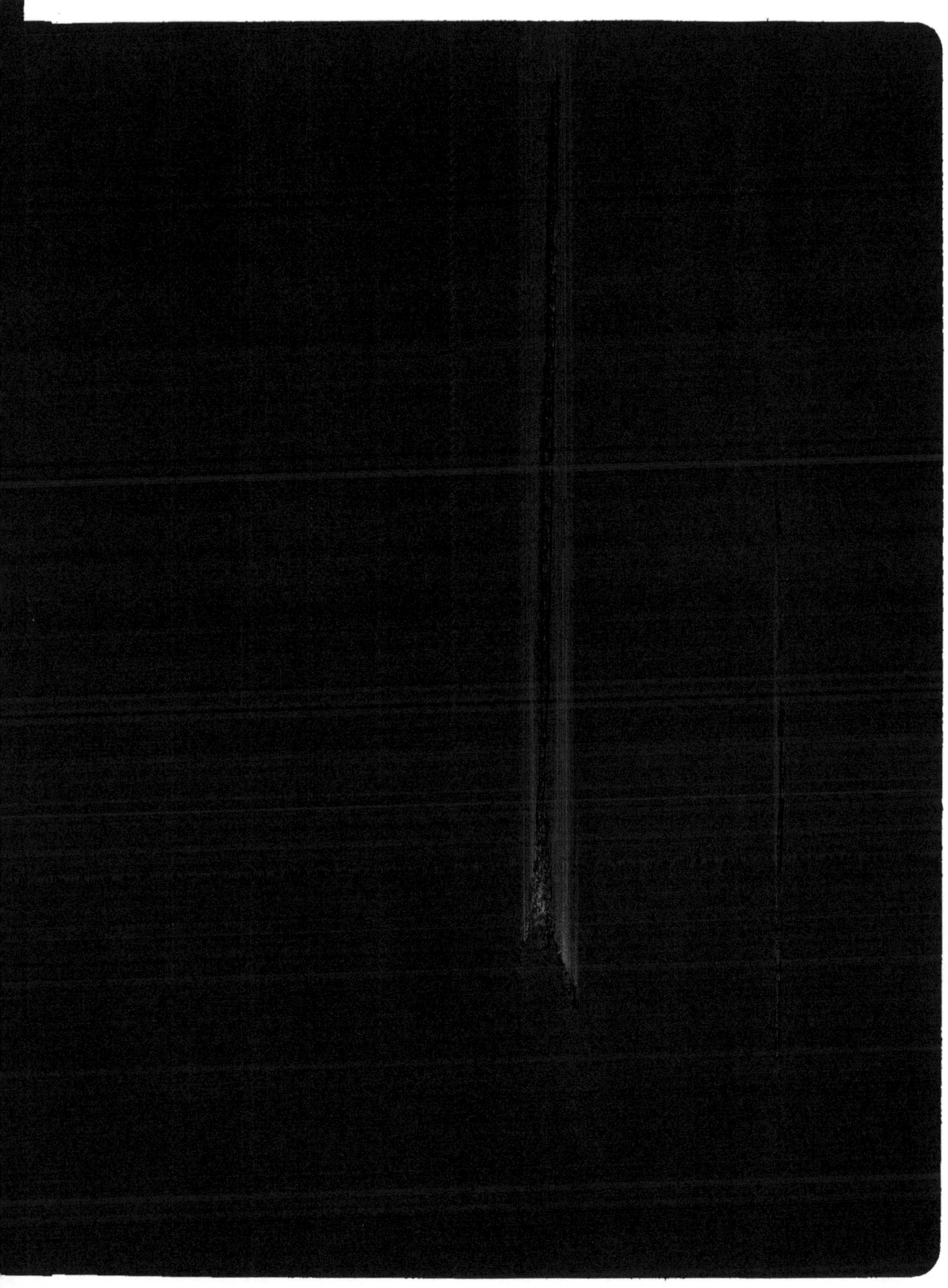

www.ingramcontent.com/pod-product-compliance
Ingram Content Group UK Ltd.
Pitfield, Milton Keynes, MK11 3LW, UK
UKHW021009200726
13857UKWH00004B/1362

9 782011 927149